図解 即 戦力

豊富な図解と丁寧な解説で、
知識0でもわかりやすい！

病院業界の

しくみとビジネスが

しっかりわかる

これ
1冊で

教科書

三森義夫
Yoshio Mimori

JN016919

技術評論社

ご注意：ご購入・ご利用の前に必ずお読みください

はじめに

　多くの方から病院業界は特殊だ、理解が難しいという声をお聞きします。一人でも多くの方に、特に医療業とは無縁だった方に病院業界のことを知ってもらうのを目的に執筆させていただきました。

　2019年の年末、新型コロナウイルス感染症の最初の症例が確認されてからというもの、あっという間に世界中へ感染が広がり、多くの国々でさまざまな制限が始まるなど、人や物の流れに変化が生じ、生活が一変しました。世界中の医療従事者は感染者への対応に明け暮れました。あれから3年。今でも、新型コロナウイルス感染症の話題はなくなってはいません。

　それ以前から、大きな時代の転換に踏み込んでいるのが日本の病院業界です。さらに進む少子高齢化に向けた取り組みをますます進めていかなければならないでしょう。

　しかし、その一方で、医療技術の革新、医療とITとの融合など、医療を取り巻く環境も変化していきます。また時代の流れによって、医療広告の緩和は、自動車メーカーや小売業と同じように、好みやライフスタイルを反映した選択の対象へ医療機関のあり方を変えていくかもしれません。

　「先を読む」。「需要をとらえる」。「時代を待ち受ける」。そこに生まれるのは安定した医療事業の成長と、真に満足いただける医療サービスの創造です。

2022年　　　　　　　　　　　　　　　　　　　　　　三森義夫

CONTENTS

Chapter **3**

病院の仕事と組織

Chapter 4

医療保険のしくみ

Chapter 5

病院が抱える慢性的問題

Chapter 6

病院の質はどう守られている？

Chapter 7

病院業界の経営

Chapter 8

医療関連ビジネス

COLUMN 8

Chapter 9

ITで変わる病院業界

Chapter 10
先進医療で未来はどう変わる

第1章

病院業界を取り巻く現状と医療制度改革

2022年は2年に1度の医療制度見直しの年でした。2025年には団塊の世代が75歳を迎えようとしています。今後、病院業界はどのようになると予想され、対策がとられているのか見ていきましょう。

Chapter1 01

少子高齢化という大波 2040年問題

日本の高齢者人口は2040年に3921万人でピークとなり、それ以降は人口が減少し、労働力不足も深刻になるだけでなく、年金や医療費などの社会保障費が増大することが予想されています。

📍 1人の高齢者を1.5人の現役世代が支えるようになる

わが国の人口は2008年にピークを迎えて以降減少の一途をたどっており、団塊の世代が75歳となる2025年には、75歳以上が全人口の約18%となります。また2040年には団塊ジュニア世代が65歳以上になり、高齢者人口が全人口の約35%となり、高齢者人口のピークを迎えます。2040年には日本の人口は減少し、約1億1000万人となり、高齢者1人を現役世代1.5人で支えなければならないという問題が現実になってくるでしょう。

📍 2040年問題の問題点とは?

2040年には高齢者数比率も30%超えを迎えるわけですが、人口の問題を解決するだけでは、この2040年問題の本質は解決しないのです。

2025年から2040年の15年間において、現役人口（20歳から64歳）が約1000万人も急速に減少するという問題もあります。これは日本経済においても深刻な労働力不足に直面するということであり、事態がより深刻なのは、生産年齢人口が急速に減少しながら、75歳以上人口は増加を続けるということです。

2018年には121兆円であった社会保障給付費は2040年では190兆円となり、2018年の1.6倍に膨れ上がるといわれています。また高齢者数がピークを迎えると、医療・介護のニーズが高まっても現役世代の減少により医師や介護士が不足して十分な医療・介護が受けられない可能性が出てきます。また、団塊ジュニア世代は非正規雇用者が多いため、貯蓄が少なく、年金の受給額も低い人が多くなると予想されています。

団塊の世代
1947年から1949年に生まれた世代をいう。 第二次世界大戦後のベビーブーム時代に生まれた世代。

社会保障給付費
失業・労働災害・医療・介護・老齢などを対象として社会保険や公的扶助、社会福祉事業などにより行われる給付。

団塊ジュニア世代
1971年から1975年に生まれた世代をいう。第二次ベビーブーム世代とも呼ばれる。

▶ 高齢化の推移と将来推計

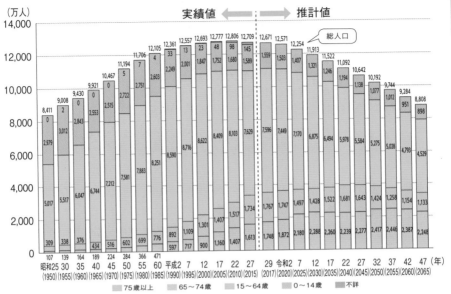

出典：内閣府「令和3年版高齢社会白書」を基に作成

▶ 社会保障給付費の増加の見通し

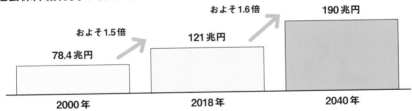

社会保障給付費 ：「医療、介護、年金、保育」などの制度に使われる費用
　　　　　　　　　実際に保障費として国民に支払われた費用の合計

社会保障費 　　：国の一般会計（いわゆる国家予算）の中から社会保障に支払われた費用
　　　　　　　　　国の税金の中から社会保障に使われた費用

社会保障給付費 ＝ 社会保障費（国庫）＋ 地方負担 ＋ 社会保険料 ＋ 運用収入など

出典：厚生労働省「今後の社会保障改革について（2040年を見据えて）」などを基に作成

Chapter1 02

医療制度改革の背景と基本方針

今回の医療制度改革では、新型コロナウイルス感染症による影響で、人々の価値観や生活スタイルも大きく変化するなか、2022年度の診療報酬改定の基本方針が策定されました。

コロナ禍以降の社会変化で医療が変わった？

　2020年以降世界的に流行している新型コロナウイルス感染症は、病院業界にも大きな影響を及ぼしています。なかでも、特に大きな打撃を受けたのが外来受診です。当初はこの感染症に対して知識が乏しく、たとえ医療従事者であっても新型コロナウイルス感染症患者や感染が懸念されている人々への接触が敬遠されていました。その後は、診療・検査医療機関などの設置や医療機関、医師も知識と経験を得て、また人々の認知度も上がり、適切な診療の提供も行われるようになりました。コロナ禍で新たに普及した診療手段が電話や情報通信機器を用いたオンライン診療で、実際に実施医療機関も増えてきています。

コロナ禍のなかでの診療報酬改定

　そのような状況のなか、2年に1度実施される診療報酬改定を迎えました。今回の診療報酬改定の基本方針としては、4つの大きなポイントがあります。1つ目は、新型コロナウイルス感染症などにも対応できる医療提供体制の構築をすること。2つ目は、世界有数の長寿国でもある日本では健康寿命も伸びていることから人生100年時代を見据えた「全世代型社会保障」の実現をすること。3つ目が、患者・国民にとって身近であり、安心・安全で質の高い医療の実現をすること。そして、4つ目が、社会保障制度の安定性を図り、持続可能性の確保を通じて、安心・安全な暮らしを実現し、経済成長と経済成長の証である富の分配という循環サークルの創出に貢献するということです。以上4つが、重点課題として組み込まれました。

診療・検査医療機関
発熱患者などが地域において適切に診療および検査を受けられるようにするため、発熱患者への診療・検査を行う医療機関を診療・検査医療機関という。

オンライン診療
スマートフォンなどの情報通信機器を介して、診察や薬の処方を受けることができる、新しい診療形式で外来通院困難な患者を中心に2018年4月から保険診療可能になった。

診療報酬改定
診療報酬の内容や点数の見直しを行うために、原則として薬価については1年に1度、その他の報酬や価格については2年に1度実施される。

▶ オンライン診療の普及

●電話で受診

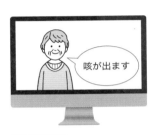

> どうしましたか

> 熱があります

メリット
・PCを使えない人でも診療できる
・患者が出かけずにすむ

デメリット
・顔色や表情がわからない
・見た目の変化がわからない

●オンラインで受診

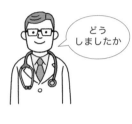

> どうしましたか

> 咳が出ます

メリット
・顔色や表情がわかる
・感染リスクが避けられる
・遠隔地の人が受診できる

デメリット
・PCが必要
・医師が患者に触れられない

出典：著者作成

▶ 全世代型社会保障

ひとり・ひとりが豊かさを実感できる社会の実現

柔軟で強靱な保健・医療・介護の構築	・新型コロナから国民を守る医療など提供体制の確保 ・地域包括ケアシステムの構築
「成長と分配の好循環」の実現	・雇用維持・労働移動・人材育成 ・多様な人材の活躍促進、働きやすい職場づくり
子どもを産み育てやすい社会の実現	・総合的な子育て支援 ・不妊症、不育症の総合的な支援
安心して暮らせる社会の構築	・地域共生社会の実現 ・安心できる年金制度の確立

出典：「令和4年度厚生労働省予算案の概要」を基に作成

Chapter1 03

すべての世代に社会保障が行きわたる社会へ

2025年には団塊の世代が75歳、2040年には団塊ジュニアが65歳を迎えます。人生100年時代の到来を予期させる状況の変化により、既存の社会保障制度は通用しなくなってきています。

社会保障給付費の財源が枯渇する

これまでの日本経済を動かしてきた団塊の世代は、すでに現役を退いた人、今も現役で活躍されている人など、まだまだ多数の人々がいます。現在、日本はすでに超高齢社会です。人生100年時代を迎える少子高齢社会のなかにおいては、今後、長生きする人が増えていくことは避けられません。

社会保障給付費の財源は社会保障費と国民の保険料とで賄われていますが、高齢者が増加していくため必然的に社会保障給付をアップせざるを得ない状況です。これらの複雑な社会の変化に対して追従できない既存の社会保障制度では適応しなくなっていますので、早急な対策が必要となります。

社会保障給付費
「医療」「年金」「福祉その他」の社会保障3分野において、税金や社会保険料などを財源とした費用をILO（国際労働機関）の基準によって集計したものを指す。

誰もがより長く元気に活躍できる社会の実現

人生100年時代の到来を見据えながら、高齢者だけでなく、子どもたち、子育て世代、さらには現役世代までを広く支えていくため、年金、労働、医療、介護、少子化対策など、社会保障全般にわたる持続可能な改革が必要です。これを全世代型社会保障改革と呼びます。

年金では受給開始年齢の引き上げを行うことが可能となり、現在70歳まで繰り下げ可能ですが、今後は75歳まで繰り下げ可能となります。医療費では、75歳以上の後期高齢者の病院などの窓口負担を一定所得の人は2割（従来は1割）に変更となります。また少子化対策として不妊治療の保険適用や、待機児童問題解決のために今後4年間で約14万人分の保育の場の整備をします。また育児に男性も積極的に参加することを促すために男性育児休業取得促進も積極的に推進していきます。

後期高齢者
高齢者とは、一般的に65歳以上の人。65歳以上75歳未満の人を「前期高齢者」といい、75歳以上の人を「後期高齢者」と呼ぶ。

▶ 2040年までの社会保障給付費対GDP比等の将来見通し

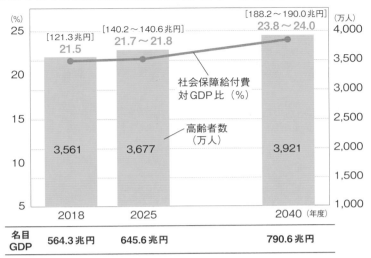

| 名目GDP | 564.3兆円 | 645.6兆円 | 790.6兆円 |

資料：「2040年を見据えた社会保障の将来見通し（議論の素材）」（2018年5月21日内閣官房・内閣府・財務省・厚生労働省）による推計値により、厚生労働省政策統括官付政策統括室において作成。（注）地方単独事業に係る給付は含まれていない。

出典：厚生労働省「2040年までの社会保障給付費対GDP比等の将来見通し」を基に作成

▶ 2040年を展望した社会保障と働き方

誰もがより長く元気に活躍できる社会の実現を目指す

多様な就労・社会参加

【雇用・年金制度改革等】
○70歳までの就業機会の確保

厚生労働省就職氷河期世代活躍支援プラン
○中途採用の拡大、副業・兼業の促進
○地域共生・地域の支え合い
○人生100年時代に向けた年金制度改革

健康寿命の延伸

【健康寿命延伸プラン】
⇒2040年までに、健康寿命を男女ともに3年以上延伸し、75歳以上に

・次世代を含めたすべての人の健やかな生活習慣形成等
・疾病予防・重症化予防
・介護予防・フレイル対策、認知症予防

医療・福祉サービス改革

【医療・福祉サービス改革プラン】
⇒2040年時点で、単位時間当たりのサービス提供を5%（医師は7%）以上改善

・ロボット・AI・ICT等の実用化推進、データヘルス改革
・タスクシフティング※を担う人材の育成、シニア人材の活用推進
・組織マネジメント改革
・経営の大規模化・協働化

※多職種間で業務を代わって協力しあうこと

出典：厚生労働省「2040年を展望した社会保障・働き方改革本部のとりまとめについて」を基に作成

2040年を見据えた医療提供体制の整備をめざして

少子高齢化が進展していき、必然的に日本の人口構造は変化していきます。2040年は高齢者数がピークとなりさまざまな影響が予想されるなか、医療制度体制の整備が必要となってきます。

医療提供体制の展望を確実に見極める

日本の人口はすでにピークを迎え、人口減少の時代に入ってきています。しかも、今後も少子高齢化は進み、労働人口よりも、介護や医療が必要な高齢者の割合が増えていきます。そのため、将来の医療提供体制を整備するためには、高齢者数がピークとなる2040年になる前、団塊の世代が75歳となる2025年までにいくつかの改革に着手しておく必要があります。

医療提供体制を変える3つの改革

まず1つ目は、医療提供体制を整備するにあたり、「地域医療構想の実現など」を行うことです。それは将来人口推計をもとに2025年に必要となる病床数をそれぞれ高度急性期、急性期、回復期、慢性期の4つの医療機能ごとに分けて効率的な医療提供体制を実現する取り組みを行います。2つ目に「実効性のある医師偏在対策の着実な推進」を行うことです。地域医療における課題は医師不足であり、病院業界にとっては大きな問題です。医師不足はもともと臨床研修制度に原因があり、症例数が多く勤務条件のよい都市部の民間病院に多くの研修医が流れ、医師が都市部に偏在することによって地方の医師不足問題が起きました。また過酷な労働環境や診療科間の負担の違いも原因だとされています。こうした医師の偏在の改善を行い、本来必要とされる地域や診療科で医師が不足しないようにしていきます。

そして、3つ目が「医師・医療従事者の働き方改革の推進」です。職種柄、長時間労働の医師が多いため、労働時間の管理徹底を行うことが必要です。各医療関係職種の専門性の見直し、また地域の実情に応じた医療提供体制の確保が必須となるでしょう。

地域医療構想
2025年に必要となる病床数を4つの医療機能ごとに推計し、病床の機能分化と連携を進め、効率的な医療提供体制を実現する取り組み。

医師偏在
医師が特定の地域や診療科などに偏って属していること。医師の絶対数が少ない厳しい勤務形態や訴訟リスクのために、特定の診療科に医師が集まりづらいこと。

▶ 2040年を展望した医療提供体制の改革について（イメージ）

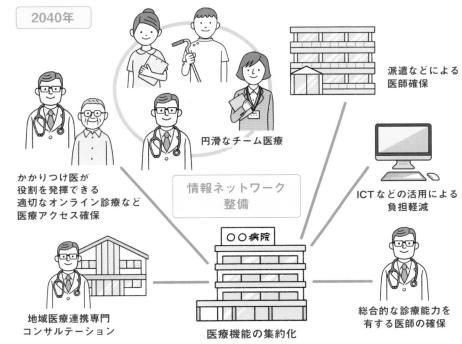

2040年

派遣などによる
医師確保

ICTなどの活用による
負担軽減

円滑なチーム医療

情報ネットワーク
整備

総合的な診療能力を
有する医師の確保

かかりつけ医が
役割を発揮できる
適切なオンライン診療など
医療アクセス確保

地域医療連携専門
コンサルテーション

医療機能の集約化

○○病院

出典：厚生労働省「医療提供体制の改革について」を基に作成

▶ 2040年を展望した医療提供体制の改革について

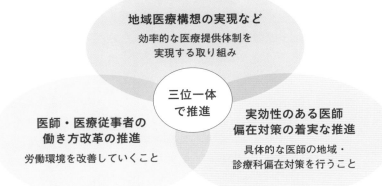

地域医療構想の実現など
効率的な医療提供体制を
実現する取り組み

三位一体
で推進

医師・医療従事者の
働き方改革の推進
労働環境を改善していくこと

実効性のある医師
偏在対策の着実な推進
具体的な医師の地域・
診療科偏在対策を行うこと

出典：厚生労働省「医師の働き方改革～医師の自己犠牲の上に成り立つ医療提供体制からの転換～」を基に作成

Chapter1 05

後期高齢者の
自己負担割合のあり方

後期高齢者1人あたりの医療費は高く、2022年には団塊の世代が75歳以上
の後期高齢者となります。医療負担が増えるなか、現役世代の負担はさらに
大きくなっていくことが予想されます。

増加する医療費

わが国の国民医療費は、毎年1兆円ずつ増え続けており、厚生
労働省は2025年には65兆円になると予測しています。高齢者の
増加、生活習慣病の増加、医学の進歩による先進医療費の増加な
どがその理由です。そのなかで高齢者の医療費はすでに35%以
上を占めており、その割合は年々上昇しています。

また、国民医療費は国民所得の増加以上の勢いで上昇しており、
特に高齢者医療費の増加は極めて著しい傾向にあります。ただ例
外として2020年度は、新型コロナウイルス感染症の影響で前年
比減となり、2019年よりも1兆4000億円減少の42兆2000億円
となりました。

医療費増大により健保財政はパンクする？

今後さらに超高齢社会は進み、依然として国民医療費は膨らみ
続け、何も施策を行わなければ、健保財政が破綻するのではない
かと、懸念事項の1つとしてクローズアップされています。

政府は早急に健保財政の健全化を図るため、今後予想される現
役世代の保険料負担の上昇をなんとか抑えながら、全世代が安心
できる社会保障制度を構築することを目標にしてきました。また
それらをスムーズに次の世代に引き継いでいくことが最重要項目
でもあります。こうした観点から「後期高齢者（75歳以上。現
役並み所得者は除く）であっても一定所得以上の人については、
その医療費の自己負担割合を現在の1割負担から2割負担に引き
上げる」施策を2022（令和4）年10月1日から導入することが
決定されました。

健保財政
「国民皆保険」を支
える健康保険組合の
財政のこと。

後期高齢者
75歳以上の高齢者。
後期高齢者医療制度
は、75歳以上のす
べての人が入る。

▶ 令和元年度　国民医療費の構造

年齢階級別国民医療費
44兆3.895億円

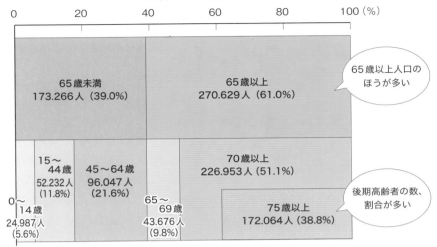

出典：厚生労働省「2019（令和元）年度 国民医療費の概況」を基に作成

▶ 後期高齢者医療における窓口負担割合の見直し

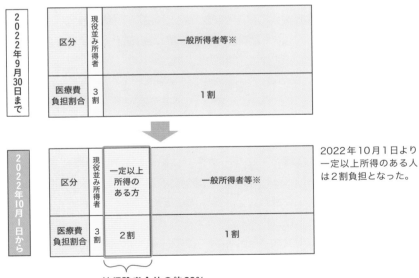

※住民税非課税世帯の方は基本的に1割負担となります。
出典：厚生労働省「全世代対応型の社会保障制度を構築するための健康保険法等の一部を改正する法律について」を基に作成

認知症高齢者支援施策の推進

高齢化に伴い、日本をはじめ全世界において認知症高齢者が増え続けています。特に団塊の世代が75歳になる2025年には高齢者の5人に1人が認知症になると予測されています。

認知症高齢者の数が700万人を超える!?

　2020（令和2）年、日本国民の総人口が1億2571万人となり、65歳以上の人口は3619万人、総人口に占める割合が28.8%となりました。そのうち65歳～74歳までの前期高齢者人口は1747万人で総人口に対する割合は13.9%。また、75歳以上の後期高齢者人口は1872万人で総人口に対する割合は14.9%となりました。高齢化は世界的な傾向ですが、認知症の最大の要因は加齢ですので、高齢者が増えると認知症の高齢者も増えていくということになります。厚生労働省のデータによると、2025年には団塊の世代が75歳を迎え、認知症高齢者数は約700万人となり、高齢者の5人に1人が認知症になると予測されています。このことは今後、「認知症」が社会的な課題となっていく可能性が高いということを示唆しています。

認知症高齢者支援施策の推進

　医療機関においても、年を追うごとに精神疾患を有する患者数、特に認知症の外来患者数が増加していく傾向が見られ、いまや認知症は身近になってきています。そのような背景のもと、2017（平成29）年7月、認知症施策推進総合戦略（新オレンジプラン）が改定され、より具体的な認知症施策が示されました。

　また2019（令和元）年6月には、認知症をより身近なものとして捉え、「予防」と「共生」を両輪にした施策である「認知症施策推進大綱」が閣僚会議決定されました。そして、令和4年度診療報酬改定ではこれまでの外来機能をより強化し、地域医療や連携をより一層強化することで、今後の認知症医療の充実を図っていくように舵を切りました。

認知症施策推進総合戦略（新オレンジプラン）
認知症の人の意思が尊重され、できる限り住み慣れた地域のよい環境で自分らしく暮らし続けることができる社会の実現のために取りまとめられた、認知症対策の政府の方針。

認知症施策推進大綱
新オレンジプランの取り組み中、13大臣を構成員とした閣僚会議が設置され、有識者などのヒアリングも加味して取りまとめられた戦略。

▶ 認知症高齢者の将来推計

65歳以上高齢者のうち、認知症高齢者が増加していくと推計されています。

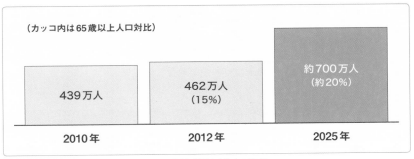

（カッコ内は65歳以上人口対比）

439万人 — 2010年

462万人（15%） — 2012年

約700万人（約20%） — 2025年

※「日本における認知症の高齢者人口の将来推計に関する研究」
（平成26年度厚生労働科学研究費補助金特別研究事業　九州大学　二宮教授）による速報値
出典：厚生労働省「認知症高齢者の将来推計」を基に作成

▶ 認知症施策推進大綱

（令和元年6月18日認知症施策推進関係閣僚会議決定）

基本的考え方

認知症の人や家族の視点を重視しながら「予防」と「共生」を車の両輪として施策を推進

具体的な施策の柱

1：普及啓発・本人発信支援

2：予防

3：医療・ケア・介護サービス・介護者への支援

4：認知症バリアフリーの推進・若年性認知症の人への支援・社会参加支援

5：研究開発・産業促進・国際展開

出典：認知症施策推進関係閣僚会議「認知症施策推進大綱」を基に作成

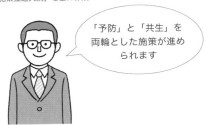

「予防」と「共生」を両輪とした施策が進められます

Chapter1
07

外来機能分化と
かかりつけ医の普及

紹介状なしで受診する場合に徴収されていた患者定額負担は、2022（令和4）年度診療報酬改定で見直しが行われ、対象病院群が変更、新たに紹介受診重点医療機関というカテゴリーができました。

対象病院群
特定機能病院および一般病床200床以上の地域医療支援病院。

変わらない人々の大病院志向

　風邪などの軽症であっても、大病院の外来受診を希望する患者は多くいます。「外来は診療所で受診」し、「入院は病院で」という機能分担がされているにもかかわらず、多くの人々が大病院に行きたがるため、慢性的に大病院の外来が混雑し続けています。そのため、待ち時間が長くなるだけでなく、優先されるべき高度専門的な医療を必要とする患者に多大な負担を与えています。これまで厚生労働省は、特定機能病院および一般病床200床以上の地域医療支援病院に、紹介状なしで受診する患者に対しての患者定額負担を強いていました。にもかかわらず、人々の大病院志向に変化はなく、抜本的な解決には至りませんでした。2022（令和4）年度診療報酬改定では、これまでの問題点を打開すべく、新たな外来医療の機能の明確化と連携を打ち出しました。

患者定額負担
大病院の外来を紹介状なしで受診した場合、医療保険の自己負担分に加えて一定の額を支払ってもらうこと。

外来医療における問題解決策となりうるのか？

　2022（令和4）年度診療報酬改定では、（施行は令和4年10月から）紹介状なしで大病院などを受診する患者に課せられる定額負担が引き上げられることとなりました。また、対象となる医療機関も増え、細かい基準も設けられました。まずは「外来機能報告制度」の義務化を行い、医療機関が行政に対して外来医療の実施状況、紹介受診重点医療機関となる意向を確認し、次に「地域の協議の場」において、報告はもとより協議を行い、協議が整っている医療機関を行政が公表することになりました。また紹介受診重点医療機関（一般病床200床以上の病院のみ）では、紹介状がない患者の外来受診時は定額負担の対象になります。

紹介受診重点医療機関
紹介患者を中心に診療を行う、一般病床200床以上の病院。

▶ 定額負担の拡大について

外来機能分化に沿った受診

紹介状がある患者の場合 【療養の給付】

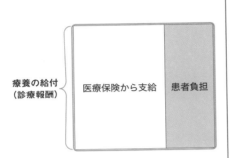

療養の給付
（診療報酬）

| 医療保険から支給 | 患者負担 |

例外的・限定的な取扱

紹介状なし患者の場合 【選定療養】

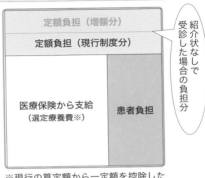

定額負担（増額分）

定額負担（現行制度分）

| 医療保険から支給
（選定療養費※） | 患者負担 |

紹介状なしで受診した場合の負担分

※現行の算定額から一定額を控除した
額を基準として選定療養費を支給

出典：厚生労働省「大病院への患者集中を防ぎかかりつけ医機能の強化を図るための定額負担の拡大について」を基に作成

▶ 紹介受診重点医療機関について

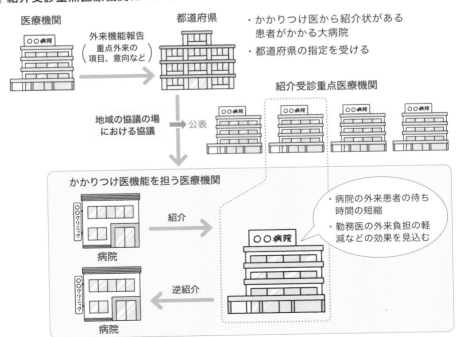

医療機関　　　　　　　　　　都道府県

外来機能報告
（重点外来の
項目、意向など）

・かかりつけ医から紹介状がある
　患者がかかる大病院
・都道府県の指定を受ける

紹介受診重点医療機関

地域の協議の場
における協議　　公表

かかりつけ医機能を担う医療機関

紹介

逆紹介

・病院の外来患者の待ち
　時間の短縮
・勤務医の外来負担の軽
　減などの効果を見込む

出典：厚生労働省「紹介受診重点医療機関」を基に作成

新型コロナウイルス感染症拡大による社会保障の新たな課題

2020年1月に国内最初の新型コロナウイルス感染症が確認されて以降感染が拡大し、緊急事態宣言が発出され、人々の生活や社会に対して大変化がもたらされました。

新型コロナウイルス感染症がもたらした社会・経済の変化

2020年1月15日に国内初の確認がされて以降、新型コロナウイルス感染症は、人々の日常生活に支障をきたし、経済活動にも規制がかかりました。感染拡大防止のために経済活動を停止し続けたことで感染拡大は一時期抑止傾向となったものの、ウイルスは変異し続け、依然猛威を振るっています。日本経済にとって大打撃となり実質国内総生産（GDP）成長率は－8.1％と大きな落ち込みとなりました。

社会は新型コロナウイルス感染症防止のために「新しい生活様式」に変わり、私たちの働き方も大きく変わっていきました。「新しい生活様式」は働き方だけでなく日常生活も変えましたが、それを後押ししているのがIT技術です。在宅勤務を可能としたオンライン会議やオンラインショッピングの他、ITを活用した教育、行政手続きなどの普及が一気に進みました。

国内総生産（GDP）
1年間に国内で新たに生み出されたサービスや金額の合計。その国の経済力の目安になる。

新型コロナ感染症と経済支援

今回の新型コロナウイルス感染症の感染拡大で社会・経済活動が抑制されることにより経済が悪化し、仕事や収入が減少して人々の生活に支障が出ました。国からは社会的な危機状態になった個人から企業まで幅広い経済支援が行われ、日本国民の生活を支えました。これらの社会保障内容の充実を図るため、随時その内容は更新され、そのときの社会情勢に応じ、適切な社会保障を提供する役割を持っています。さまざまな保障の見直しにより、リーマンショック時に講じられた支援策よりもさらに支援内容は追加され、厚くなっています。

▶ 完全失業率と休業者数（前年同月差）の推移（男女別）

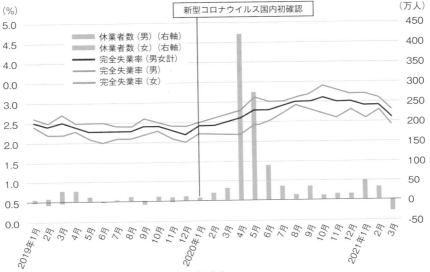

出典：厚生労働省「令和3年版 厚生労働白書」を基に作成

▶ 主な経済対策とその事業規模

リーマンショック時	新型コロナ感染拡大時
・安心実現のための緊急総合対策 （2008（平成20）年8月29日決定） ・生活対策（同年10月30日決定） ・生活防衛のための緊急対策 （同年12月19日決定） ➡ 事業規模75兆円程度、 財政措置12兆円程度 ・経済危機対策 （2009（平成21）年4月10日決定） ➡ 事業規模56.8兆円程度、 国債15.4兆円程度	・安心と成長の未来を拓く総合経済対策 （2019（令和元）年12月5日決定）（※） ・新型コロナウイルス感染症に関する緊急対応策（第1弾） （2020（令和2）年2月13日決定） ・新型コロナウイルス感染症に関する緊急対応策（第2弾）（同年3月10日決定） ・新型コロナウイルス感染症緊急経済対策 （同年4月7日決定、同年4月20日変更） ➡ 事業規模117.1兆円程度、 財政支出48.4兆円程度 ・国民の命と暮らしを守る安心と希望のための総合経済対策（同年12月8日） ➡ 事業規模73.6兆円程度、 財政支出40.0兆円程度
総額 ：事業規模132兆円程度、 財政支出：27兆円程度	総額 ：事業規模191兆円程度、 財政支出：88兆円程度

※ 安心と成長の未来を拓く総合経済対策の事業規模等については、新型コロナウイルス感染症緊急経済対策（2020年4月7日決定、同年4月20日変更）以降に効果が発現すると見込まれたものを計上

出典：厚生労働省「主な経済対策とその事業規模」を基に作成

医師の働き方改革

わが国の医師は、患者第一、医療向上のためにと、日々の長時間労働で疲弊しています。国は、労働意欲の維持や負担軽減のために労働時間の是正が必要不可欠だと判断し改革を始めました。

なぜ医師の働き方改革が必要なのか？

わが国では医療を司る医師の責任の範囲は広く、責務も重く、極めて長時間労働で労働集約的な職業です。超高齢社会になり、複雑な病気や重症患者の対応は増え、医療ニーズはますます高まってきています。また、医療の質の向上、地域における地域連携、患者家族との信頼関係の構築など、さまざまなニーズにも応えなければなりません。このような状況になると、医師には医学の知識のほかに、過酷な状況にも耐えうる強靭な精神力も必要不可欠であるともいえるでしょう。そのような労働環境のなかでの勤務が続けば、医師の心身への悪影響が予想され、離職や休職にもつながり、医療崩壊に拍車をかけることになりかねません。そこで医師の労働環境の改善が必須と考えられるようになりました。

どうすれば医師の労働環境を変えることができるのか？

患者の体調に対して柔軟に対応せざるを得ない状況下にある担当医師は、患者優先のために業務を全うすればするほど不規則な長時間労働となり、過重労働になります。

そこで医師の労働時間短縮に向けた緊急な取り組みとして、医師労働時間短縮計画書の作成義務や行政が決めた労働時間の上限を超える場合の指導や制度の創設、医療関係職種の業務範囲の見直しの他、医学生が臨床実習として医療を行い、医師の負担を軽減させることなども検討されています。また地域の実情に応じた医療提供体制の確保など、臨機応変な対応が求められています。医師の働き方改革により、より質の高い医療の提供が行われるようになっていくはずです。

医師労働時間短縮計画書
医師の労働時間の上限規制を満たす労働時間計画書。2024（令和6）年度から施行される。

▶ 病院常勤勤務医の過労働時間の区分別割合

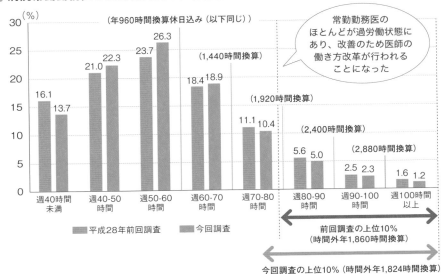

出典：厚生労働省「2019（令和元）年 医師の勤務実態調査（概要）」を基に作成

▶ 2024年4月に向けた医療機関への働きかけ

勤改センター[1] **による医療機関の個別状況に応じた働きかけを展開予定**

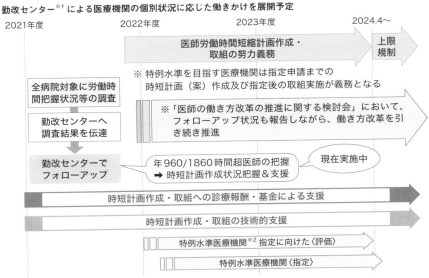

※1 勤改センター：医療従事者の勤務環境改善を促進する拠点。
※2 特例水準医療機関：医師の働き方改革に準じ、労働時間短縮の試みや労働環境改善に取り組んでいる医療機関。

出典：厚生労働省「病院長、医師として押さえておくべき、医師の働き方改革」を基に作成

海外のコロナ対策はどう違った

新型コロナウイルス感染症対策については、国ごとに違っていました。

大きく分けて2つの政策があったと思います。1つは新型コロナウイルス感染症の拡大を阻止するため、公衆衛生上の対策として営業停止が挙げられます。そして2つ目は営業停止に伴う損失補填措置ということでの支援措置です。

米国での例を挙げると、感染のピークが2022年1月19日、この時点で感染者は100万人を突破しており、1月19日だけでも新たな感染者数は85.1万人となっています。そのため生活に不可欠な業務（生活インフラや医療福祉）以外はオフィスが閉鎖となりました。支援措置としては、営業停止によって影響を受けやすい中小企業（500名以下）に対する融資の返済免除がありました。

英国でも、生活に不可欠な業務（生活インフラや医療福祉）以外は営業停止となりました。支援措置としては、個人事業主、小売・観光・娯楽産業、中小企業に対する現金給付がありました。

どの国も営業停止措置、支援措置も似たり寄ったりで、模索している様子がうかがえます。

一方、中国での新型コロナウイルス感染症を防止する強硬な対策として知られているのが、「ゼロコロナ対策」です。新型コロナウイルスを入れないように厳しい入国制限があります。新たに感染者が見つかった場合は、大規模な検査の徹底、厳しい行動抑制が発動されます。これらの厳しい政策により、中国経済に多大な影響を与えていることは確かです。

全世界でみると新型コロナウイルス感染のピークは400万人を突破しています。一方、日本では2022年8月8日がピークで25万人を突破しました。

各国・地域で感染率や死亡率などが異なっています。台湾をはじめ、ベトナム、シンガポールなどの東南アジアでは確実に感染拡大抑制できています。それは民族的な生活習慣が大きく関係しているそうです。確かに頻繁な手洗いや見知らぬ人と接触しないなど、思い当たるところがありますね。

第2章

病院と政策との関わり

日本の基本的な医療制度が確立されて50年。病院業界は国の医療制度を背景に成り立ってきました。国民がより良い医療サービスを受けられるように、病院は政策とどのように関わりながら変化しているのか見ていきましょう。

Chapter2
01

日本の医療制度の特徴

日本では、誰もが、いつでも、どこでも、平等に医療を受けることができます。それは、日本の社会保障制度に「国民皆保険」「フリーアクセス」「現物給付」という3つの特徴があるため可能となっています。

日本の医療制度3つの特徴

　欧米をはじめとする諸外国での医療制度には、日本とは異なり医療を受ける上でさまざまな制限があります。

　一方、日本の医療制度は、「国民皆保険」であり、日本の全国民が公的医療保険に加入しているおかげで、誰もが平等に安心して医療を受けることができます。

　また、「フリーアクセス」であることも重要なポイントです。これは患者が何の制限も受けずに、自分が希望する全国どこの医療機関でも、どの医師にも自由に診てもらい、治療が受けられるということです。

　また「現物給付」であるということも特徴です。現物給付とは、窓口で自己負担分の医療費を支払えば、治療してもらったり、投薬してもらったりできることを意味します。

さまざまな制限
公的な医療保険制度がない、「かかりつけ医制度」により決められた医師にしかかかることができないなどがある。

日本の医療制度の創設

　日本の医療制度は長い年月をかけて発展してきました。これは少なからず諸外国の政策の影響も受けています。1938年1月に厚生省が設立され、新しい医療政策を導入するという目標を掲げ、同年4月に国民健康保険法が施行されました。

　これが、日本の医療制度の特徴である国民皆保険のきっかけとなりました。それから第二次世界大戦敗戦の混乱のなか、紆余曲折ありながらも1957年11月、臨時国会で最初の所信表明演説において、具体的な内容が表明されたのち、翌年1958年に新たな国民健康保険法の公布が行われ、1959年に施行、1961年に国民皆保険が達成されました。

厚生省
かつて存在した日本の行政機関。医療・保健・社会保障などを所管していた。現在の厚生労働省の前身。

▶ 日本の医療保険制度の3つの優れた特徴

国民皆保険	日本全国民が公的な医療保険に加入している
フリーアクセス	何の制限も受けず、いつでも、どの医師にも自由に診てもらえる
現物給付（医療サービス）	わずかな自己負担で診察や注射、投薬や手術などを受けることができる

出典：著者作成

▶ 日本の医療制度の歴史

大正	1922年	（旧）健康保険法
昭和	1938年	（旧）国民健康保険法
	1958年	国民健康保険法の制定
	1961年	国民皆保険の実現
	1973年	70歳以上の医療費が無料に（自己負担ゼロ）
	1983年	老人保健法の施行
	1984年	職域保険(被用者保険)本人の自己負担1割
平成	1997年	同自己負担2割
	2003年	同自己負担3割
	2008年	後期高齢者医療制度始まる
	2015年	医療保険制度改革法が成立 （国民健康保険への財政支援の拡充、入院時の食事代の段階的引き上げ、紹介状なしの大病院受診時の定額負担の導入などが盛り込まれた）
	2018年	国民健康保険の財政運営が、市町村から都道府県単位に変更

出典：日本医師会HP「国民皆保険の歴史」を基に作成

Chapter2 02

病院に関わる体制の変遷

わが国の医療保険制度の整備が開始されて、50年が過ぎました。医療保険制度は、それぞれの時代の影響を受けながら、変化してきました。戦後からこれまでの流れを見てみましょう。

医療提供体制の拡充

医療保険制度の整備に取りかかり始めた戦後からの40年間（1945年〜1985年頃まで）は、医療提供体制の充実を目指して、体制の基盤整備と拡充を図っていきました。

第二次世界大戦は、国民の生活や経済に多大な被害をもたらし、食糧・医薬品・衛生材料・医療従事者の不足は当然で、戦後のわが国の医療施設の状況は壊滅的なものでした。終戦後、厚生省は、医療水準の確保を図るため、1948年に病院の施設基準を定めた医療法を制定し、国庫補助金を投入して、日本赤十字社、JA厚生連、済生会などの公的病院を普及させるべく、病院の整備を積極的に行うことにしました。病院建設ラッシュの到来もあり、市町村直営の診療所も年々増加し、医療機関は増加していきました。

持続可能な発展・取り組みを行う意義

1985年頃になると、長期にわたって医療機関を増やしてきたことの弊害が出てきました。地域ごとに医師の偏在がおき、医療機関としての機能分類も不明確になっていたのです。

そこで、1985年〜1995年頃までは、都道府県ごとに医療計画を策定して、各地域に合った医療提供体制の実現を目指すため、体制の見直しを行うことになりました。

その後、時代は平成・令和となり、既存の医療提供体制も医療機関の機能分化や患者に対する情報提供を推進するための制度改革が必要となりました。特に1995年以降は医療機関の機能分化と、患者の目線に立った医療提供体制の整備を行うことが注目される時代が到来しました。

日本赤十字社
世界192の国と地域に広がる赤十字、赤新月社のネットワークを生かして紛争、災害、病気などで苦しむ人を救うための組織。

JA厚生連
都道府県および郡にある厚生農業協同組合連合会の略称。JA組合員・地域住民に対する病院施設や保健施設の設置・運営などを行う。

済生会
明治天皇が医療によって生活困窮者を救済しようと設立した日本最大の社会福祉法人。

機能分化
急性期、慢性期、終末期など、患者の状態に合わせた医療を提供できるように役割分担すること。

▶ 医療提供体制の変遷

①**医療基盤の整備と量的拡充の時代**
1945年から1985年まで

・戦後復興からの医療機関整備・拡大促進
・医療水準の確保するための医療法制定

②**医療提供体制の見直しの時代**
1985年から1995年まで

・都道府県医療計画制度の導入
・介護サービスの整備・充実

③**機能分化と患者目線に立った
医療提供体制の整備時代**
1995年以降

・医療施設の機能分化や患者に対する情報提供を推進するための制度改革
・介護保険制度の創設と介護サービスの拡充

出典：著者作成

▶ 医療施設数の年次推移

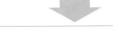
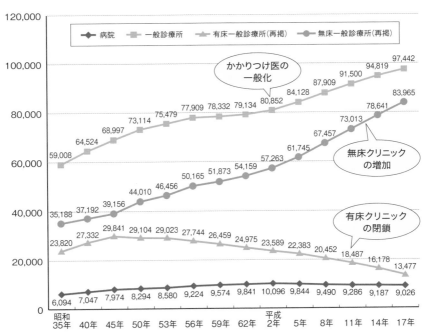

出典：厚生労働省大臣官房統計情報部「医療施設調査」を基に作成

Chapter2 03

医療と介護との連携

日本では年々高齢者が増加しています。介護だけでなく、高度な医療を必要とする高齢者も増えてきており、医療と介護との連携は必要不可欠なものとなっています。

医療と介護は密接な関係

高齢者の増加が著しいなか、高齢者の一人暮らしや高齢者だけで生活をしている世帯が増えています。高齢になると、介護を必要とすることが増えてきます。また高齢になれば、疾病を有する割合も多くなってきます。

こうして高齢者の増加に伴い、介護の必要性とともに、医療の必要性も増えてきます。特に複数の疾病を抱えていると、日常生活のケアをするだけでは、本質的な解決ができません。

高齢者が地域で安心して暮らし続けられるためには、医療と介護が高齢者の情報共有などを行い、連携を取って、ケアをしていく地域包括ケアシステムの充実が不可欠となります。

医療と介護との連携の必要性

医療と介護を連携させた相互的なサービスを提供するためには、医療・介護関係者が相互に信頼できる「風通しの良い信頼関係」をつくりあげ、日頃から患者・利用者に関する必要な情報の共有をしていくことが重要となります。

このような医療・介護関係者同士の「風通しの良い信頼関係」を構築することで、入院時から退院後の生活に必要な医療や介護サービスの調整などがスムーズにできるようになり、患者・利用者やその家族などが安心して地域で生活することが実現できるようになります。

さらに、感染症拡大という非常事態では、医療・介護が常日ごろから連携を取って、感染拡大防止に対する体制を整えておくことが重要となってくるでしょう。

地域包括ケアシステム
それぞれの地域の実情にあった医療・介護・福祉などの関係者が連携、協力して一体的に提供する体制のこと。

風通しの良い信頼関係
組織内において、お互いの関係がフラットであること、意見を言い合える環境で意思疎通や情報共有がうまくいっていることなどを意味する。

▶ 地域包括ケアシステム

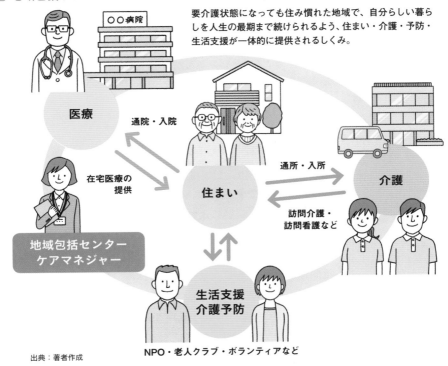

要介護状態になっても住み慣れた地域で、自分らしい暮らしを人生の最期まで続けられるよう、住まい・介護・予防・生活支援が一体的に提供されるしくみ。

出典：著者作成

▶ 医療職と介護職の連携

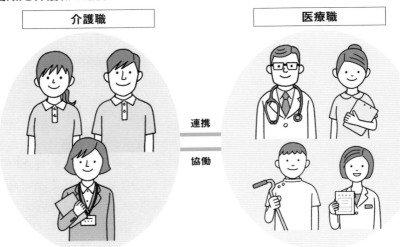

出典：著者作成

認知症高齢者の増加と病院

Chapter2
04

高齢になれば脳も老化します。高齢者が増えれば、当然、認知症の発生率も高くなり、超高齢社会といわれている日本では、認知症患者が増えていくのも自然なことです。

高齢者人口世界一の日本

　私たちの認識では、日本は長期にわたり、長寿世界一の国「長寿大国・日本」です。1990年のバブル時代から毎年平均寿命は伸び続けており、統計によれば日本の2020年の平均寿命は女性が87.57歳となり、男性は81.47歳と過去最高で記録更新となりました。世界的に見ても日本は文字通り世界一の長寿国であることは間違いありません。平均寿命も延びていますが、介護が必要な高齢者の人口も右肩上がりに増加しています。つまり、高齢化がどんどん進むことで、認知症などの高齢者も増えていくということにつながります。

認知症の高齢者が20%を超える

　日本は他国と比較すると、かなりのスピードで高齢化が進んでいます。これにはさまざまな要因も絡んでいます。先ほどの平均寿命が伸び続けているのは、日本の医療制度が充実していることや、生活保障制度が充実していることに関係しています。また教育水準も高く、人々が健康に対する意識が高く、健康に対する知識も持ち備えていることが挙げられます。厚生労働省によれば2025年には認知症の高齢者が全高齢者の20%を超え、2060年の将来推計では認知症高齢者の比率が全高齢者の35%に達する予想となっています。国の認知症対策として、2015年に新オレンジプランが策定され、また2019年には認知症施策推進大綱が打ち出され、随時改定されながら、現実に沿った施策が推進されています。これらの遂行のため、人生の最終段階における医療体制提供については、病院が中心となりイニシアチブをとっていくことになるでしょう。

バブル時代
1980年代後半から1991年までに発生した熱狂的な好景気。1990年の平均余命は男性が75.9歳、女性は81.9歳だった。

新オレンジプラン
認知症施策推進総合戦略とも。2015年に、厚生労働省が認知症高齢者などの日常生活全体を支える基盤として策定した。

認知症施策推進大綱
2019年に厚生労働省が新オレンジプランにかわってつくった認知症対策推進プラン。

▶ 高齢者人口の割合（上位10か国）（2022年）

順位	国・地域	総人口 (万人)	65歳以上人口 (万人)	総人口に占める 65歳以上人口の 割合（%）
1	日本	12471	3627	29.1
2	イタリア	5904	1420	24.1
3	フィンランド	554	129	23.3
4	プエルトリコ	325	75	22.9
5	ポルトガル	1027	235	22.9
6	ギリシャ	1038	237	22.8
7	マルティニーク	37	8	22.8
8	ドイツ	8337	1869	22.4
9	ブルガリア	678	152	22.4
10	クロアチア	403	90	22.4

出典：公益財団法人日本ケアフィット共育機構「超高齢社会と認知症の推移（2022年版）」

▶ 65才以上の認知症患者の将来推計

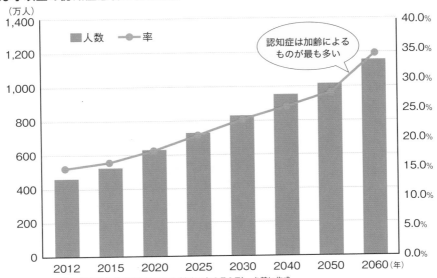

（万人）

■ 人数 ── 率

認知症は加齢による
ものが最も多い

出典：厚生労働省「認知症施策の動向について（令和元年9月6日）」を基に作成

医療事故再発防止に向けて

2000年前後、医療過誤が連続的に勃発し、当時、社会問題となりました。医療は聖域とされ、論じることが困難な業界でしたが、これをきっかけに医療至上主義からの脱却が始まりました。

医療は聖域という概念が崩れ始めた

　かつて病院業界は触れてはいけない聖域であり、一般的に物申すことができない業界でした。過去にも医療過誤は存在していましたが、2000年前後に医療過誤が連鎖的に勃発したのを機に国民の危機意識も高まり、政府をはじめ厚生労働省が医療安全対策を見直す法整備に乗り出しました。

　医療安全対策への考え方も、1990年代までは国は医療従事者個人の問題であるとの見解を示していましたが、2001年5月、新たに厚生労働省に医療安全対策検討会議が設置されました。医療安全対策は医療政策の最重要課題で医療の安全と信頼を高めるため、行政をはじめ、すべての関係者が積極的に取り組むことが必要であるとの方針となりました。

　つまり、厚生労働省主導となって医療従事者個人の問題から医療システム全体の問題として取り組むことになったのです。

医療安全対策に関わる取り組み

　医療安全の確保は医療政策における最も重要な課題の1つだといえます。患者に安全な医療サービスを提供すること、職員にとっても安全な医療を提供することが医療の基本です。さらに、医療事故への速やかな対応、医療の質を担保することなどが、安全な医療を提供するための要点だといえるでしょう。

　また、医療事故や医療過誤が発生しないよう、安全な医療サービスを提供できる取り組みを目指さなければいけません。

　事故には至らなかったが、事故になる可能性があった「ヒヤリ・ハット」案件、類似事例の検証や、再発防止にも積極的に取り組むことが必要です。

医療過誤
診療過誤ともいい、医療行為一般の誤りを指す。医学知識の不足，医療技術の未熟，診療行為の全体としての疎漏さ，不適切な薬剤や医療器具の使用などが原因となる。

医療安全対策検討会議
2001年医療安全対策の基本的な方向性と緊急に取り組むべき課題を検討するため，幅広い分野の専門家による「医療安全対策検討会議」を設置した。

▶ 医療安全対策検討会議の組織図

```
┌─────────────────────┐      ┌─────────────────────────────┐
│  厚生労働省          │      │ 医療安全対策検討ワーキング  │
│  医療安全対策検討会議 │──────│ グループ（至平成17年6月）   │
│                     │      │                             │
│ 中長期的な方針及び緊急対策の策定 │ 今後の医療安全対策のあり方について検討 │
│ わが国の医療安全対策の評価助言等 │                             │
└─────────────────────┘      └─────────────────────────────┘
```

厚生労働省 医療安全対策検討会議
中長期的な方針及び緊急対策の策定
わが国の医療安全対策の評価助言等

医療安全対策検討ワーキンググループ（至平成17年6月）
今後の医療安全対策のあり方について検討

医薬品・医療機器等対策部会
物の要因に係る
安全管理対策の検討

ヒューマンエラー部会
人的・組織的要因に係る
安全管理体制の確保方策の検討

医療に係る事故事例情報の取扱いに関する検討部会（至平成17年3月）
医療事故情報の
取り扱い方法等に関する検討

事故報告範囲検討委員会（至平成17年3月）
医療事故の報告範囲の検討

医療機器安全対策検討ワーキンググループ
医療用具・医療機器等による
事故を防止するための検討

医薬品類似性検討ワーキンググループ
既存WG（規格、名称類似、注射薬、輸液、眼科用剤）を統合し、継続検討

各種作業部会
集中治療室における医療
安全管理指針の検討等
必要に応じて設置される

出典：厚生労働省「医療安全対策検討会議」を基に作成

▶ 今後の医療安全対策について

※主な提言内容（将来像のイメージ・当面取り組むべき課題）

	提言内容	主な内容
1	医療の質と安全性の向上	・医療機関等における医療の質と安全に関する管理体制 ・医療従事者の資質向上
2	医療事故等事例の原因究明・分析に基づく再発防止対策の徹底	・医療事故の発生予防・再発防止策の徹底と医療事故の減少 ・医療事故等事例の原因究明・分析に基づく再発防止の徹底
3	患者、国民との情報共有と患者、国民の主体的参加の促進	・医療を提供する施設等における、患者との情報交換や相談を行う窓口の設置 ・医療安全支援センターの職員等に対する必要な研修とカウンセリング等による心身面での健康保持への留意
4	医療安全に関する国と地方の役割と支援	・国、都道府県、医療従事者の責務及び医療安全の確保における患者、国民の役割等の明確化 ・国、都道府県による医療機関における効率的、効果的な医療提供体制の構築および必要な人材の確保とその適切な配置促進

出典：厚生労働省「今後の医療安全対策について」を基に作成

Chapter2
06

医師、看護師の不足と確保対策

多くの医療ニーズを抱える高齢者が増加し、医療を提供する現役世代が減少していく状況のなか、医療人材の確保が厳しくなっています。このままでは医療制度が立ち行かなくなってしまうため、国も対策を進めています。

慢性的な医師・看護師不足

医療人材が不足するのは、超高齢社会にあって医療が必要な高齢者が増えるにもかかわらず、その需要に医療人材の供給が追いつかないことが大きな要因です。特に医師や看護師不足は深刻でしたが、コロナ禍の影響もあり、医療人材を求める声は衰える気配がありません。

また、医療従事者の過酷な働き方を改善するために進めることになっている「働き方改革」は、体制を整えなければ皮肉にも人材不足の要因となり、事業ができなくなることが予想されます。新たな人員を確保しなければ、時間外労働が制限され、人手不足の医療機関は業務を行えなくなってしまうのです。

働き方改革
良質かつ適切な医療を効率的に提供する観点から、長時間労働の医師の労働時間短縮および健康確保の措置の整備等が令和6年4月より開始される。

医師・看護師を確保対策

政府は、医師や看護師をはじめとした慢性的な医療人材不足を問題視し、定員を増やすよう指導するなど、医師や看護師輩出の教育機関を後押しすることで、臨時的な増員を行っています。これにより、2029年頃には日本全国における医師や看護師の需要と供給のバランスがとれるようになると予想されています。特に地域の医療提供体制の確保のためには、抜本的な対策が必要でしょう。また、医療従事者の勤務条件の向上や職場環境の改善など、職場への定着促進に向けた制度の見直しを速やかに行うことが医療人材確保の問題解決の1つになります。また、一度退職をすると、復職が困難であることも供給不足の原因となっています。この未就職層へのアプローチや対応策を早急に整えることが問題解決のキーポイントになることが考えられます。

復職が困難
労働環境が厳しく、結婚、出産や育児との両立が難しいなどの問題がある。

▶ **医師の需給推計**

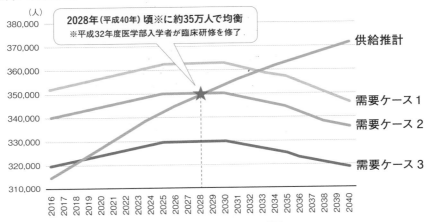

・供給推計：今後の医学部定員を平成30年度の9,419人として推計
　注）勤務時間を考慮して、全体の平均勤務時間と性年齢階級別の勤務時間の比を仕事率とした
・需要推計分科会において了承の得られた仮定に基づき、以下の通り、一定の幅を持って推計を行った
・ケース1（労働時間を週55時間に制限等≒月平均60時間の時間外・休日労働に相当）
・ケース2（労働時間を週60時間に制限等≒月平均80時間の時間外・休日労働に相当）
・ケース3（労働時間を週80時間に制限等≒月平均160時間の時間外・休日労働に相当）
　注）医師の働き方改革等を踏まえた需要の変化についても、一定の幅を持って推計を行った
出典：厚生労働省「医療従事者の需給に関する検討会　第19回　医師需給分科会（平成30年4月12日）資料」を基に作成

▶ **第6次・第7次推計における看護職員の需給状況**

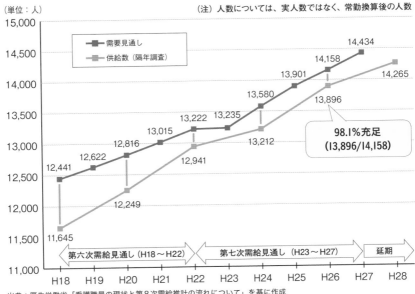

出典：厚生労働省「看護職員の現状と第8次需給推計の流れについて」を基に作成

Chapter2
07

報酬による制御と誘導

わが国では２年に１度診療報酬改定が行われます。国は医療や社会保障制度の全体を見渡し、政策方針に沿って進めたいものに関しては報酬をアップし、進めたくないものについては報酬を下げることもあります。

さまざまな側面を持つ診療報酬改定

わが国では２年に１度診療報酬改定が行われ、診療報酬の変更によって、保険診療を行っている医療機関などに対して、医療方針が政策的方針に合うように誘導を行う場合があります。これを経済的誘導と呼びます。

経済的誘導
経済合理的な判断を活用して、これらの者の行動を誘導する手法。経済的インセンティブ。

しかし、診療報酬で経済的インセンティブを用いても、意図した方向に誘導できないこともあります。診療報酬は診療の対価であり、医療機関の種類や状況、報酬の種類などによっては、診療報酬による政策誘導がうまくいかない場合があります。診療報酬は、あくまでも診療に対する対価だからです。

経済的誘導の限界・問題点

例えば、医療機関の編成を変えるにあたっても診療報酬だけで誘導することは困難です。また医療に必要な経費は診療報酬の対象に含まれるとしても、統合・集約化に伴う多額の投資経費や除却費は診療報酬で賄うことはできません。

プライマリ・ケア
患者の心身を総合的に診て、初期段階での健康状態の把握や一時的な救急処置、日常的にみられる病気や軽度の外傷の治療、訪問診療などを行うこと。

診療報酬は全国一律のため、地域医療の特性や実態の相違を反映しにくいこともあります（基幹的な病院がプライマリ・ケアから高次医療までを一体的に行っている地域では該当しないこともあります）。全国的にみれば急性期病床は過剰で回復期病床は不足していますが、急性期病床が不足している地域や回復期病床が過剰である地域もあります。しかし個々の地域の実態に合った政策誘導は行いにくいのが現状です。そのため、持続可能なより良い医療制度を維持するため、そのほかの計画規制や補助金などの政策手法との組合せによって、政策の変更を行います。

▶ 診療報酬とその他の政策との関係

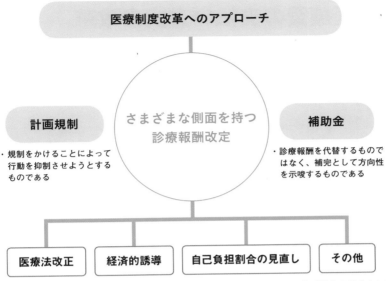

※各種の誘導策を講じる場合、診療報酬は計画規制や補助金などとの政策手法との組み合わせを行うことがある

出典：著者作成

▶ 診療報酬による政策誘導とギャップ

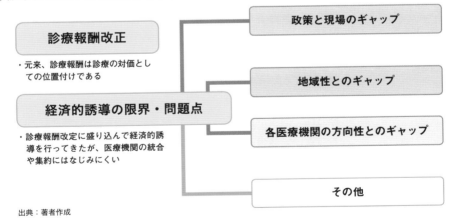

出典：著者作成

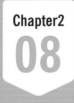

Chapter2 08

医療費の支払い方式の改革

医療機関や調剤薬局などで診察を受け、治療、投薬などの医療サービスを受けた際の費用を医療費と呼びます。今後は単なる治療だけの医療費から患者の生活全体を考慮した価値への対価に変わることが考えられています。

医療費に対する考え方が変わる？

これまで、治療を選択する際の判断は、医師に委ねられてきました。治療指針も画一化され、国が定めた医療行為上での医療費でした。しかし、日々の医療技術の進歩により治療法が増え、完治を目指すだけでなく持病と共存するなどの選択肢が広がり、医療の価値が多様化している現在、患者自身の価値観も異なってくることで、治療に対する考え方も変わってきたのです。それは診療や医療費に対する満足度でもあります。これまで患者の意見が反映されにくかった医療から、患者の意見を尊重する満足度主体の医療へと変化してきたのです。

新しい医療費の概念とは

Value-based healthcare
患者にとっての価値を考慮した保健医療という新しい概念。

保険者
健康保険事業の運営主体のこと。

新しい医療費の概念とは、「Value-based healthcare」といい、臨床結果だけではなく、早期退院やケアの負担軽減など、さまざまな要素を含んでおり、その価値を評価するにあたり、医療費を算出するといったものです。元来、医療というものは、多種多様な側面があり、調整が必要となります。例えば政府、保険者、医療機関、患者、製薬メーカー、医療機器メーカーなどの価値の共有および価値の向上が論点となってくるでしょう。特に患者の視点としては、より効果の高い医療（医療機関、薬剤、医療行為）を自分で選択できること、治療中であっても健康状態を向上させることができること、治療時のフォローアップはもちろんのこと、治療開始から完治までの間、できるだけ再発を防ぐことや高くなりがちな医療コストの適正化が気になるポイントだといえるでしょう。

▶ 2035年の保健医療のイメージ（実現すべき展望）

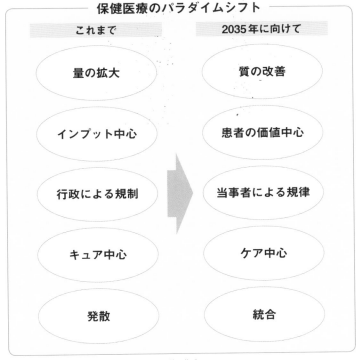

保健医療のパラダイムシフト

これまで	2035年に向けて
量の拡大	質の改善
インプット中心	患者の価値中心
行政による規制	当事者による規律
キュア中心	ケア中心
発散	統合

出典：厚生労働省「保健医療2035 提言書」を基に作成

▶ 患者にとっての価値を考慮した保健医療（Value-based healthcare）とは？

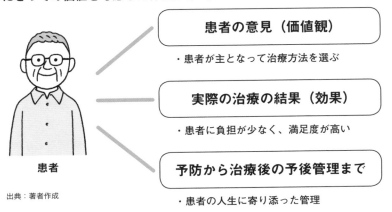

患者

患者の意見（価値観）

・患者が主となって治療方法を選ぶ

実際の治療の結果（効果）

・患者に負担が少なく、満足度が高い

予防から治療後の予後管理まで

・患者の人生に寄り添った管理

出典：著者作成

Chapter2 09

地域の医療機関が協力する

地域の医療機関同士の機能分担と業務の連携を推進して、地域医療構想を達成するための1つの選択肢として、地域医療連携推進法人の認定制度が創設されました。

地域の医療法人が力を合わせる

病院は、医療に携わっている医療法人が医療機関の運営から医療体制の構築まで個々で行ってきました。病院には株式会社の持株会社のような形で法人をグループ化する手段がなく、スケールメリットを活かすことができないなど、医療法人特有の弊害が指摘されていました。

そこで、医療法改正により制度が創設され、各都道府県で地域医療構想の策定を進め、医療提供体制の整備を図り、その達成のための1つの選択肢として、地域の医療機関の間での機能の分担や連携を推進し、質の高い医療を効率的に提供するための新たな制度「地域医療連携推進法人の認定制度」が設立され、2017年（平成29）年4月2日から施行されました。

スケールメリット
企業規模の拡大によって得られる効率性や効果などの優位性。

地域医療構想
2025年に必要となる病床数を4つの医療機能ごとに集計し、地域の医療関係者の協議を通じて病床の機能分化と連携を進め、効率的な医療提供体制を実現する取り組み。

地域医療連携推進法人設立のメリット

この制度は、地域内でいくつかの医療機関を運営している医療法人などが、お互いに協力体制を組み、新しい医療法人を共同で設立することで、より良い医療サービスを提供できるようにしようというものです。

地域医療連携推進法人に参加した病院や診療所同士は、患者紹介、カルテの統一化、重複検査の防止、スムーズな転院が可能となり、医薬品・医療機器などの共同購入や医師など医療従事者の再配置も可能となります。また、横の連帯を深めることで、診療科や病床の融通をすることも可能となります。法人としてのメリットは、その規模を生かせるということです。病院間で必要な病床を融通でき、また一定の要件によって、参加法人に資金貸付も可能となります。

地域医療連携推進法人設立の効果・メリット

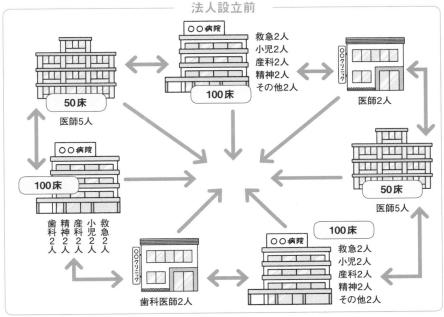

法人設立前

○○病院
50床
医師5人

○○病院
100床
救急2人
小児2人
産科2人
精神2人
その他2人

○○クリニック
医師2人

○○病院
100床

50床
医師5人

歯科2人
精神2人
産科2人
小児2人
救急2人

○○クリニック
歯科医師2人

○○病院
100床
救急2人
小児2人
産科2人
精神2人
その他2人

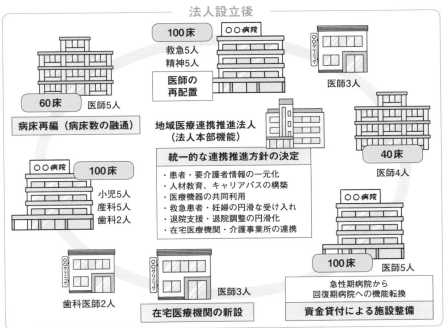

法人設立後

100床　○○病院
救急5人
精神5人

医師の再配置

60床　医師5人

病床再編（病床数の融通）

○○クリニック
医師3人

40床
医師4人

○○病院　100床
小児5人
産科5人
歯科2人

地域医療連携推進法人
（法人本部機能）

統一的な連携推進方針の決定

・患者・要介護者情報の一元化
・人材教育、キャリアパスの構築
・医療機器の共同利用
・救急患者・妊婦の円滑な受け入れ
・退院支援・退院調整の円滑化
・在宅医療機関・介護事業所の連携

○○病院
100床　医師5人

○○クリニック
歯科医師2人

○○クリニック
医師3人

在宅医療機関の新設

急性期病院から
回復期病院への機能転換

資金貸付による施設整備

出典：著者作成

Chapter2
10

予防医療への転換

日本の医療制度は、世界的に見ても非常に高いレベルにあります。ところが、医療サービスは診断と治療に限定されていて、予防医療へのサポートは、ほとんど整備されていません。

予防医療の必要性

超高齢社会
65歳以上の高齢者の割合が「人口の21%」を超えた社会。

予防医療
まだ病気として発症していない状態からケアを続け、病気にならないように注意する「予防」を取り入れた医療のこと。

全世代型社会保障検討会議
全世代型社会保障制度の実現に向け、政府の司令塔となる会議。

わが国は、世界的に見ても超高齢社会に最初に到達した国です。高齢者になれば病気のリスクは高く、医療費の増加につながり、また、経済低迷による保険料の伸び悩みにより、医療保険は大きな赤字を計上しています。医療保険の財政運営が厳しい状況になったことで、予防医療の重要性が着目されてきました。

そこで、政府は全世代型社会保障検討会議を設置し、社会保障全般にわたる持続可能な改革を検討し、「病気にならない身体づくり」を目指すことにしました。超高齢社会が進むにつれて、これらの問題はさらに顕在化し、自分の健康は自分が責任を持つということがより求められるようになってきているのです。

予防医療の3つの段階

病気にならないようにする医療を「予防医療」と呼びます。予防医療は実際に病気の予防をするだけでなく、健康意識のレベルを高める目的もあります。

予防医療の1次予防のポイントは「健康増進、疾病予防、特殊予防」です。疾病を持っていない時期に、環境改善・健康増進・予防接種などで病気にかからないように留意します。2次予防のポイントは、「早期発見、早期治療」となります。すでに発生している疾病を、早期に発見し、早期に疾病対策を立てることです。3次予防のポイントは、「リハビリテーション」、「保健指導」です。医療の段階から回復後を考慮して、うまく社会復帰でき、生活の質（QOL）を高くキープできるように医療や介護を行うことです。

▶ 公的医療保険における予防事業

- 公的医療保険における予防事業（保健事業）の割合は、保険給付費との単純な比較は困難だが、**市町村国保で0.8%（0.1兆円）、健保組合で4.2%（0.3兆円）**となっており、そのなかで予防事業が少しずつ始められている。

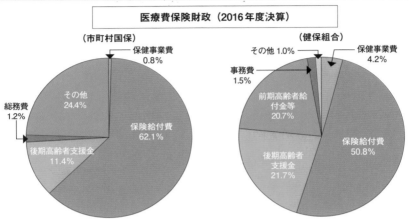

医療費保険財政（2016年度決算）

（市町村国保）

- 保健事業費 0.8%
- 総務費 1.2%
- その他 24.4%
- 保険給付費 62.1%
- 後期高齢者支援金 11.4%

（健保組合）

- その他 1.0%
- 保健事業費 4.2%
- 事務費 1.5%
- 前期高齢者給付金等 20.7%
- 保険給付費 50.8%
- 後期高齢者支援金 21.7%

出典：厚生労働省「平成28年度国民健康保険事業年報」、健保連「平成29年度健保組合決算見込の概要」を基に作成

▶ 医療需要の3分の1が生活習慣病関連

- 実際、**医科診療費の3分の1以上が生活習慣病関連**

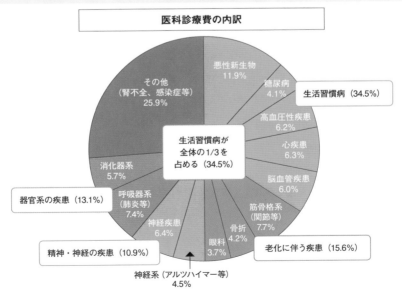

医科診療費の内訳

- その他（腎不全、感染症等）25.9%
- 悪性新生物 11.9%
- 糖尿病 4.1%
- 高血圧性疾患 6.2%
- 心疾患 6.3%
- 脳血管疾患 6.0%
- 筋骨格系（関節等）7.7%
- 骨折 4.2%
- 眼科 3.7%
- 神経系（アルツハイマー等）4.5%
- 神経疾患 6.4%
- 呼吸器系（肺炎等）7.4%
- 消化器系 5.7%

生活習慣病が全体の1/3を占める（34.5%）

- 生活習慣病（34.5%）
- 老化に伴う疾患（15.6%）
- 精神・神経の疾患（10.9%）
- 器官系の疾患（13.1%）

出典：厚生労働省「平成27年度国民医療費の概況」を基に作成

病院と政策、日米比較

日本では2年に1度、そのときの経済・社会情勢を背景に医療制度改革で決定された方針が診療報酬改定に反映されます。診療報酬は、病院における収益の大半を占めるもののため、医療制度改革の考え方をいち早く取り入れることがポイントとなります。

例えば、今回の場合では、①新型コロナウイルス感染症などの新興感染症などにも対応できる医療提供体制の構築②健康寿命の延伸、人生100年時代に向けた「全世代型社会保障」の実現化③患者・国民に身近であって、安心・安全で質の高い医療の実現④社会保障制度の安定性・持続可能性の確保、経済・財政との調和という方針が出され、この考え方に合わせて診療報酬が変わりました。

では、米国の場合は、どのようになっているか見てみましょう。米国は、新型コロナウイルス感染症による死者数が50万人を突破しました。米国では、数十年にわたって続いてきた保健衛生対策の不備が以前より指摘されてきましたが、長い間、特に何の議論もされぬまま手付かずの状態でした。

トランプ前大統領の在任中に保健衛生対策はさらに悪化し、新型コロナウイルス感染症の蔓延への悲惨な対応につながったと公表されました。

元々は健康保険や公衆衛生対策を軽視した政策の多くが1980年代から何も変わっていないということが原因だとも聞いています。

米国は医療費が高いことで有名ですが、新型コロナウイルス感染症の治療費が一人あたり平均約370万円かかるといわれています。

その結果、2800万人以上の無保険者はもちろんのこと、低額保険（保険料は低額で窓口負担が高くなる医療保険）に加入している人たちは必然的に検査や治療を控えることになります。この暗黙のルールともいえる医療格差の溝は、決して埋めることができない米国医療の闇といえるでしょう。

このような状況が経済的弱者の感染リスクを増す原因になっています。また人種間によっても、医療格差が存在しているのも事実です。

第 **3** 章
病院の仕事と組織

病院にはその機能や役割によってさまざまな種類があります。また、一人の患者の病気を治療するために、各分野の医療の専門家が連携を取って取り組んでいます。この章では、それぞれの病院の仕事と組織について見ていきましょう。

Chapter3
01

病院とクリニックの違い

一般的に医療機関というと病院とクリニック（診療所・医院）と認識されていますが、病院の種類には、開設者、機能、役割、規模などによって、さまざまな分類があります。その違いを説明しましょう。

病院とクリニックって何が違う？

私たちが日常的に使っている医療機関の名称には、大きく分けて「病院」と「クリニック（診療所・医院）」があります。

医療法では、「病院」は複数の診療科と20床以上のベッドを持つ医療機関で、主に入院治療を必要とする患者が対象とされています。一方「クリニック」は、医師または歯科医師が医業または歯科医業を行う場所で、無床、またはベッド数が19床以下の患者を入院させる施設がある外来患者の診察や治療をするものとされています。

機能によっても病院は違う

病院と呼ばれる医療機関は機能によって6種類に分類されています。このうち一般病院は誰もが受診可能です。特定機能病院は一般病院で診療や治療を受けた上で、さらに高度な医療が必要な場合に紹介され、受診することが可能となります。

また、地域医療支援病院は、地域の病院・診療所の医師からより詳しい検査や専門的な医療が必要と紹介された患者に対して、適切な医療を提供することを目的に、県知事の承認を受けた病院のことです。

臨床研究中核病院は、革新的な医薬品や医療機器の研究開発の推進を目的として、国際水準の臨床研究や医師主導治験の中心的役割を担う病院です。

精神病院とは精神障害者の治療およびケアに必要な専門職員を持ち、入院・外来設備を有する専門病院をいい、結核病院とは結核治療専門の病院のことをいいます。

開設者
大きく分けて国、公的医療機関、社会保険関係団体、医療法人、個人、その他の6つがある。

紹介
かかりつけ医が発行する、紹介先の診療科や医療機関宛てに患者の情報を伝える紹介状を持参することによって、スムーズな診療を提供できる制度。

治験
製薬会社が新薬を開発する際に必要である有効性・安全性を評価するために、院内で行われる臨床試験のこと。

▶ 病院とクリニックとの違い

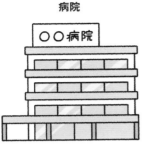

病院

一般病院
・20床以上
・入院時には看護配置基準が必要

出典：著者作成

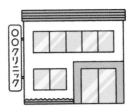

診療所
（クリニック・医院）

・19床以下
・かかりつけ医
・有床診療所：入院治療可能

▶ 機能によって違う病院

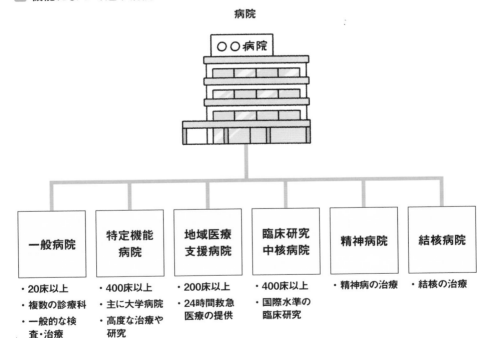

病院

一般病院	特定機能病院	地域医療支援病院	臨床研究中核病院	精神病院	結核病院
・20床以上 ・複数の診療科 ・一般的な検査・治療	・400床以上 ・主に大学病院 ・高度な治療や研究	・200床以上 ・24時間救急医療の提供	・400床以上 ・国際水準の臨床研究	・精神病の治療	・結核の治療

出典：著者作成

Chapter3 02

他にもある病院の種類

前節で説明した病院の他にも特別な機能を備えた病院があります。多種多様な疾病・患者に対応できるよう、適切な診療環境を提供するためにも、疾患別、また診療密度の高さによっても病院を分類しています。

病床（ベッド）の種類によっても病院は違う

診療密度
1日にどれだけさまざまな治療を行い、密度の濃い診療活動を行っているかという指標。

病床（ベッド）の種類について、日本では現在5つに分類されています。まずは一般病床についてですが、これは療養病床、精神病床、感染症病床、結核病床いずれとも異なる病床のことをいいます。

療養病床は、主として長期にわたり療養を必要とする患者を入院させるための病床のことをいいます。また精神病床は、精神疾患を有する者を入院させるための病床、感染症病床とは、感染症法に規定する一類感染症、二類感染症および新感染症の患者を入院させるための病床、結核病床とは、結核の患者を入院させるための病床のことをいいます。

一類感染症
感染力の強い感染症エボラ出血熱、クリミア・コンゴ出血熱、痘そう、南米出血熱、ペスト、マールブルグ病、ラッサ熱。

役割（医療機能）によっても病院は違う

二類感染症
感染力の強いポリオ、結核、ジフテリア、重症急性呼吸器症候群（SARS）、中東呼吸器症候群（MERS）、鳥インフルエンザ。

病院の役割（医療機能）は診療密度によって4つに分類されています。高度急性期（機能）は急性期の患者に対し、状態の早期安定化に向け、診療密度の高い医療を提供します。急性期（機能）は、病気やけがの直後の患者に対し、状態の早期安定化に向けて医療を提供します。

回復期（機能）は急性期の医療提供が終了した患者に在宅復帰に向けた医療やリハビリテーションを提供します。そのうち特に急性期を経過した脳血管疾患や大腿骨頸部骨折などの患者に対して、在宅復帰を目的としたリハビリテーションを集中的に提供する回復期リハビリテーション（機能）も提供します。慢性期（機能）とは、長期療養が必要な患者を入院させることができ、長期療養が必要な重度障がい者（重度の意識障がい者を含む）、筋ジストロフィー患者など難病患者を入院させることが可能です。

▶ ほかにもある病院の機能

● 病床（ベッド）の種類によっても病院は違う

一般病床

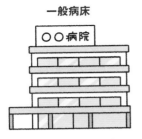

・急性期の患者が入院

療養病床

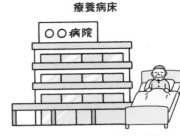

・長期療養が必要な患者が入院

精神病床

・精神病患者が入院

感染症病床

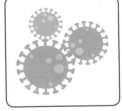

・感染症患者が入院

結核病床

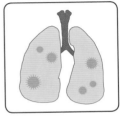

・結核患者が入院

出典：著者作成

▶ 役割によっても違う病院

高度急性期・急性期病院	→	回復期	→	慢性期

・病気やけがの直後
・重度・緊急性が高い
・高額な検査機器

・急性期を脱した患者
・リハビリや在宅復帰に向けて治療を行う

・長期の療養が必要
・緩和ケアなど

出典：著者作成

病院の組織は規模によって異なる

病院内の組織は、基本的に診療部、看護部、医療技術部（薬剤科、検査科、放射線科、リハビリテーション科、栄養管理科など）、事務部の4つから構成されています。 ただし、その病院の規模などによって異なります。

病院組織は労働集約型組織

マトリックス組織
ある1つのプロジェクトや課題のために、それぞれの専門家が集まって協力しながら解決していくための組織。

　病院組織の特徴は、 マトリックス組織 であるということです。数多くの職種が勤務し、その多くが国家資格を有する専門職であり、それぞれの専門職が協力して治療を行います。

　病院は、厚生労働省の監督のもとで運営されており、多種多様な専門職種を一定数確保し続けなければならないなどといった規制が多く、医療専門職の労働力に依存する労働集約型組織です。さらに高額な医療機器などの設備投資が必要で、参入障壁が高い業界です。

各職種（各部門）ごとに組織がある

　病院内の組織は病院によってさまざまですが、大きく分けて診療部、看護部、医療技術部（薬剤科、検査科、放射線科、リハビリテーション科、栄養管理科など）、事務部の4つから基本的には成り立っています。

　診療部とは各診療科の医師が集まり、診療情報共有や研修などを行う部門を指します。看護部には外来や入院患者の看護を行う看護師や手術にも関わる看護師もいます。医療技術部とは、薬剤や放射線などの各医療専門職種がそれぞれの職種でまとまっている部門です。

　事務部とは直接医療行為には関わりませんが、病院経営に欠かせないものを管理している部門で、情報管理、経営企画、医療相談など、さまざまな専門領域の担当があります。

多職種協働
異なる専門性を持った職種が集まり、共有した目標に向かって共に働くこと。医療や介護の現場では一人の患者さんに対して多くの職種が関わる。

　これらの各部門は病院の規模によって集約・兼業される場合が多いです。病院では各職種（各部門）ごとに組織編成がなされており、多職種協働で運営が行われています。

▶ 病院の組織

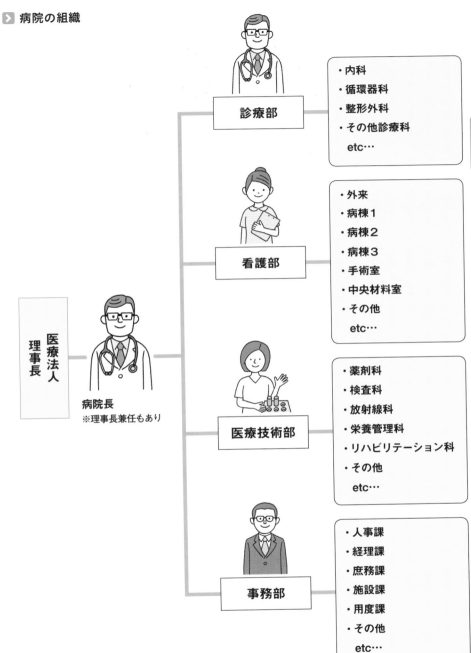

診療部
- 内科
- 循環器科
- 整形外科
- その他診療科
  etc…

看護部
- 外来
- 病棟1
- 病棟2
- 病棟3
- 手術室
- 中央材料室
- その他
  etc…

医療技術部
- 薬剤科
- 検査科
- 放射線科
- 栄養管理科
- リハビリテーション科
- その他
  etc…

事務部
- 人事課
- 経理課
- 庶務課
- 施設課
- 用度課
- その他
  etc…

医療法人
理事長

病院長
※理事長兼任もあり

出典：著者作成

患者との距離が最も近い看護部

看護部は、患者・家族に最も近い立場から質の高い看護の提供を行っています。看護部門は外来の対応から、入院患者のケア、また、高度かつ先駆的な医療を担う医療チームの一員として幅広く専門性を発揮しています。

看護部の業務は幅広い

看護部の仕事は、すべての人々に最高水準の看護サービスを提供することです。診療の補助業務のほか、患者の身体を清潔に保ったり、食事の介助をしたりといったケア、また患者に異常がないかをチェックすることも重要な役割です。看護師は病院の中でも最も人数の多い職種であり、患者に接する時間も最も長く、病院の顔ともいえる重要な部門の1つです。

看護部は人数が多い部門であるため、組織づくりと運営が要です。個人の看護プレーヤーとしてではなく、医療チームの一員として看護の専門性をより高めていかなければなりません。

看護部は規律のある組織的な部門

重要なことは、医療安全・感染対策・災害対策を中心に看護の安全管理業務を行うことです。患者が安心して医療を受けられ、看護職員が安全に看護を提供できるような体制づくりや環境が整えられるよう、病院としての支援がなされています。

具体的には、看護職員が専門職者として臨床の場で自立していけるよう院内研修を行ったり、質の高い看護実践力を身につけ、専門職としてのキャリアを積み重ねていけるようバックアップ体制を構築したりしています。

また、従来型の看護サービスの提供だけではなく、病院情報システムや個人情報に関わる教育などを行い、必要な患者情報にアクセスし、質の高い医療と看護に活かされるよう、環境づくりも始まっています。さらに、水準の高い看護を効率よく行うために技術と知識を深め、卓越した看護を実践できる専門看護師という職種もあります。

専門看護師
がんや終末期ケアなどの「特定の専門看護分野で水準の高い看護を効率よく提供するための知識と技術を深め、卓越した看護を実践できる」と認められた看護師のこと。

▶ 看護部

看護サービスを行う病院の中で患者との距離がもっとも近い部門

● 看護部の組織図

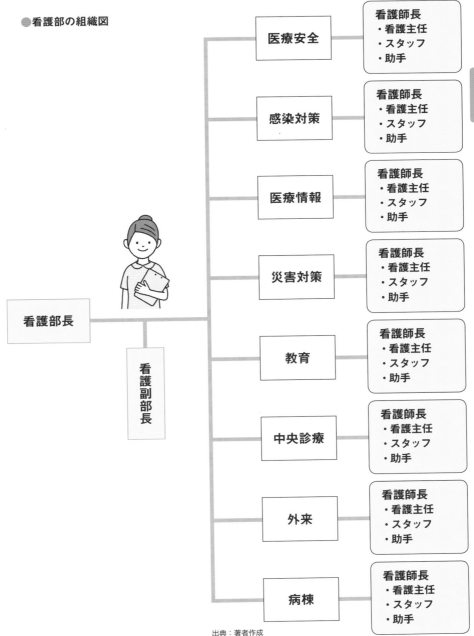

出典：著者作成

医薬品を調剤するだけではない薬剤科

薬剤科は、病院における医薬品の適正使用・安全管理を担う部門です。患者に対する安全で有効な薬物治療を支援するために、薬学的視点に立ち、職能を発揮することが薬剤師としての責務です。

薬剤科は医薬品の安全かつ適正な使用を支援する

薬剤師は、医師の処方せんの内容を確認し、薬の種類や量が適切か、のみ合わせの問題はないかなどをチェックし、薬を取りそろえ、患者に使用方法を説明して渡します。薬の量を計って混ぜ合わせたり、個々の患者の病状や要望に合わせて飲みやすくするための工夫なども行ったりと細かい対応をしています。

薬剤科ではこうした調剤、製剤、注射調剤業務、医薬品情報業務などの基本業務はもとより、病棟薬剤業務、疑義照会も行います。病院の全病棟には担当薬剤師が配置されており、入院患者への服薬説明・服薬相談をはじめとした病棟薬剤業務もあります。医師や看護師と連携し、実際に病棟や手術室、ICUなどに出向いて、医療チームの一員として薬物療法の面から患者をサポートすることもあります。薬剤師は状況を的確に把握し、臨機応変に対処することが求められます。

専門性を高めた薬剤師とは？

医薬品の進歩は目覚ましく、次々に新薬が開発されています。特に専門性が要求される領域では、最新の知識や技能を持つ薬剤師が求められるため、がんや感染制御、精神科といった領域の薬の知識と経験が豊富な人に「認定薬剤師」、さらに専門性を高めた人に「専門薬剤師」という資格を与える認定制度があります。

資格を得るには、専門領域での実務経験を重ね、講習会や研修会に参加し、試験に合格することが必要です。

また、専門分野の新薬開発や、治療方法の研究などにも薬剤師が携わることがあります。

認定薬剤師
「認定薬剤師制度」による一定期間の研修や実技を通して、定められた単位を取得し、最新の知識や技術を有していると認められた薬剤師のこと。

専門薬剤師
「特定の専門分野において、薬物療法などに関する十分な知識と技術を有する者」として、日本病院薬剤師会をはじめとする各団体から認定を受けた薬剤師のこと。病棟や手術室などで医師や看護師と連携を取って、薬剤師の立場からサポートする。

薬剤科

調剤業務、薬剤管理指導などを行う

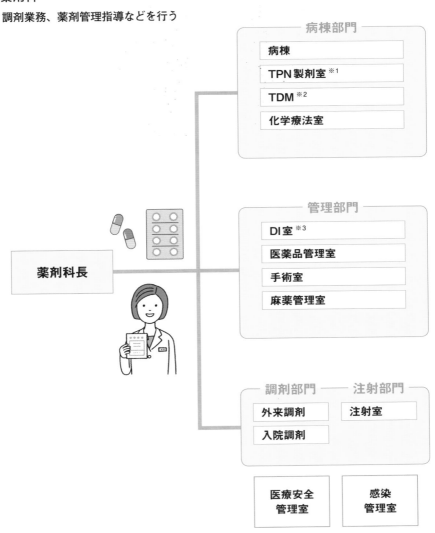

※1　TPN（Total Parenteral Nutrition）製剤室：輸液製剤管理室
※2　TDM（Therapeutic Drug Monitoring）：患者に適した薬物療法を行うためのモニタリング
※3　DI（Drug Information）室：医薬品情報管理室
出典：著者作成

Chapter3 06

適正な治療を行うために欠かせない検査科

検査科の役割は、医師の指示のもとに臨床検査技師、衛生検査技師が正確かつ迅速に検査を行い、そのデータを診断・治療を行う医師に提供することです。正確な検査なくして、適切な医療はあり得ません。

検査には2種類ある

現代の医療において、検査の役割は極めて重要であり、客観的なデータに基づいて診断を行う上で、検査なしの医療はあり得ないといっても過言ではありません。臨床検査は疾病の診断から健康管理にいたるあらゆる分野で重要な役割を果たしています。

検査科が行う検査は病院の規模や機能によって異なりますが、担当する検査は大きく2つに分けることができます。心電図・超音波など患者の身体を直接調べる検査を一般に生理検査（生理機能検査）といい、血液や尿など、患者の身体から取り出した液体（検体）に含まれる成分や細胞の形や数などを調べる検査を検体検査といいます。

臨床検査
治療を行うために必要なデータをとるための検査。患者から採取した血液や尿、便などを調べる「検体検査」と、心電図や脳波など患者を直接調べる「生理機能検査」の2種類に分けられる。

臨床検査技師と衛生検査技師との違い

検査技師には臨床検査技師と衛生検査技師があり、両者は検体検査において業務内容が重なります。

主な違いは、臨床検査技師は診療の補助として、採血と検体採取および厚生労働省令で定める生理検査を行います。衛生検査技師は人に触れて行う検査をすることはできません。なお、衛生検査技師は平成23年で新規免許は交付されなくなりました。ただし、すでに取得している者は引き続きこれまでの業務を行えます。

臨床検査技師になるためには、臨床検査技師国家試験に合格しなければなりません。受験資格は大学の医療系学部、文部科学大臣が指定した学校または都道府県知事が指定した養成所の修了者などです。

生理検査
直接患者に接して行う検査の総称。心電図検査、超音波検査、筋電図検査、肺機能検査、脳波検査、聴力検査などがある。

▶ 検査科

患者の病気の状態や治療効果を知るための**各種検査を行う**

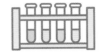

| 生化学検査部門 | 生化学検査：
血液、尿などの検体の蛋白、脂質、酵素、電解質などを測定する |

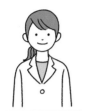

| 免疫検査部門 | 免疫検査：
細菌やウイルスなどに対する抗体の有無を調べる |

| 血液検査部門 | 血液検査：
血液を分析することでさまざまな病気の有無を調べる |

検査科長

| 細菌検査部門 | 細菌検査：
培養検査で得られた結果をもとに細菌名を決定する |

| 生理検査部門 | 生理検査：
心電図・超音波など患者の身体を直接調べる |

| 一般検査部門 | 一般検査：
尿や糞便検査、髄液検査 |

出典：著者作成

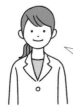

血液などを採取することは医療行為なので医療機関でしか行えませんが、検体を適切に保存できれば、医療機関外でも検査は可能です。そのため、多くの医療機関が検査施設に委託をしています

Chapter3 07

体内の様子を画像化する だけではない放射線科

放射線科は一般撮影検査（X線検査）からCT検査、MRI検査を含む最先端画像の画像診断、IVR（インターベンショナルラジオロジー）および放射線治療を行います。

放射線科には大きく分けて2種類ある

放射線科はX線写真、CT検査、MRI検査、核医学検査（PETを含む）の画像診断を行います。外からでは見ることのできない体の中の様子を、検査機器を使って画像化しますので、現在の医療には不可欠なものです。またIVR（インターベンショナルラジオロジー）と呼ばれている治療があり、侵襲性の少ない治療なので身体への負担は少なく、希望する患者に支持されています。

また、放射線によるがん治療では、ピンポイント照射と呼ばれている臓器温存をする治療や、化学療法と放射線の同時併用による進行がんの治療も行います。これらの治療は、身体に負担の少ない低侵襲性のがん治療法として注目を集めています。

放射線科医と放射線技師の違いとは

放射線科には放射線科医と放射線技師が属しています。放射線科医は、CT・MRI・PETなどの検査によって得られた画像を解析（読影）し、主治医に情報を提供します。

放射線技師は、病院などでCT、MRI、PETなどを駆使して患者の身体を撮影する専門職です。放射線を利用した画像検査（X線撮影・CT、PETなど）、放射線を利用しない検査（MRI・バリウム検査で知られる造影検査・ラジオアイソトープ検査など）、その他に放射線管理などの業務も行います。近年は、乳がん検診のマンモグラフィ検査（乳房X線検査）など女性に対する検査ニーズが高まっているため、女性技師の需要が多くなっています。

PET
Positron Emission Tomography（陽電子放出断層撮影）。細胞の活動状況を画像化できる。がんなどの病気の診断に有効。

IVR
Interventional Radiology
画像診断装置を見ながら、体内に細い管（カテーテルや針）を入れて治療する方法。放射線科医が主体となって行う。

侵襲性
身体に及ぼす物理的負担や影響の大きさのこと。治療や手術は低侵襲性なものから検討される。

読影
検査画像を丹念に観察し診断すること。読影をする医師のことを読影医と呼ぶ。

▶ 放射線科

患者の病気の状態や治療効果を知るための画像診断を行う

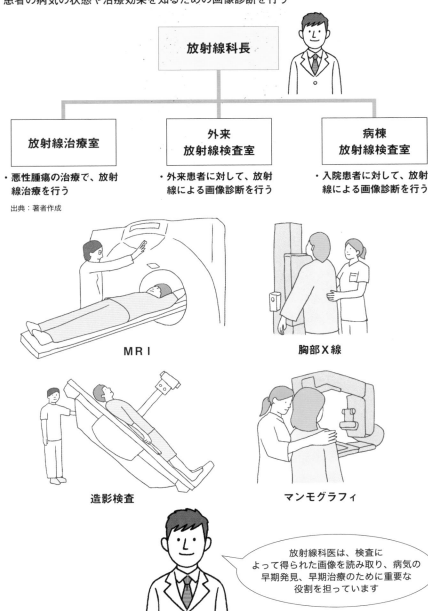

```
┌──────────────────┐
│     放射線科長      │
└──────────────────┘
```

放射線治療室	外来 放射線検査室	病棟 放射線検査室
・悪性腫瘍の治療で、放射線治療を行う	・外来患者に対して、放射線による画像診断を行う	・入院患者に対して、放射線による画像診断を行う

出典：著者作成

MRI

胸部X線

造影検査

マンモグラフィ

放射線科医は、検査によって得られた画像を読み取り、病気の早期発見、早期治療のために重要な役割を担っています

Chapter3 08

患者ごとにふさわしい食事の提供を行う栄養管理科

栄養管理科は、入院患者の症状や栄養状態に合わせた食事を提供することで疾病の早期回復・合併症の予防を図り、診療部門の1つとして患者を栄養面からサポートしています。

病院における栄養管理科の役割とは

患者が入院する際には、管理栄養士が医師・看護師と共に事前に栄養管理計画を作成し、安心して入院治療が受けられるよう支援します。入院後は、給食管理業務として、個別栄養管理のため管理栄養士が病態を考慮した上で患者の食欲・嗜好などの要望にも対応し、安心・安全かつ適時適温での食事提供を行います。

また、入院および外来患者とその家族に、さまざまな疾患に対応した個別栄養指導や「食」についての悩みに応じた栄養相談も実施します。糖尿病・腎臓病・肝臓病・心臓病や生活習慣病、妊娠期の両親学級など、集団栄養指導を開催して、患者や家族の食生活をサポートしています。最近は多職種による患者への適切な栄養管理を実施し支援する栄養サポートチーム（NST）というチーム編成で患者の栄養状態をスクリーニングし、適切な栄養管理を行うことも増えています。

栄養科で働くスタッフ

栄養科には管理栄養士と栄養士が属しています。管理栄養士は国家資格で、栄養士に比べて仕事の幅が広く、食生活のアドバイスだけではなく、医学的な知識に基づいた専門的な栄養指導を行います。栄養士は管理栄養士の指導のもと、患者の病状に合わせた食事の提供や栄養指導を行うことで、治療の一部を担い、病状の回復をサポートをします。

実際に調理を行う調理師は、食材をより美味しく調理して提供する知識や技術に関する資格が必要です。調理師の役割は、管理栄養士が立てた献立表に基づき正確な調理を行うことです。調理師から指示を受けて調理を行う調理補助がいることもあります。

栄養管理計画
患者の栄養アセスメント、栄養摂取量、疾病や心身の状態、数値データ、献立などの情報を反映させた計画書。

栄養指導
その病態に応じた食事相談や食事療法を提案するもの。

栄養相談
正しい栄養の摂取法や量についての情報を提供し、患者や家族の日々の食生活を見つめ直し改善するために行う。

栄養サポートチーム（NST）
Nutrition Support Teamとも。
患者に最適の栄養管理を提供するために、医師、看護師および管理栄養士をはじめとする医療従事者などで構成された医療チームのこと。

▶ 栄養管理科の組織

入院患者に対し治療食の提供、栄養補給の提案、栄養指導を行う。また地域の患者への食事や栄養指導なども行っている

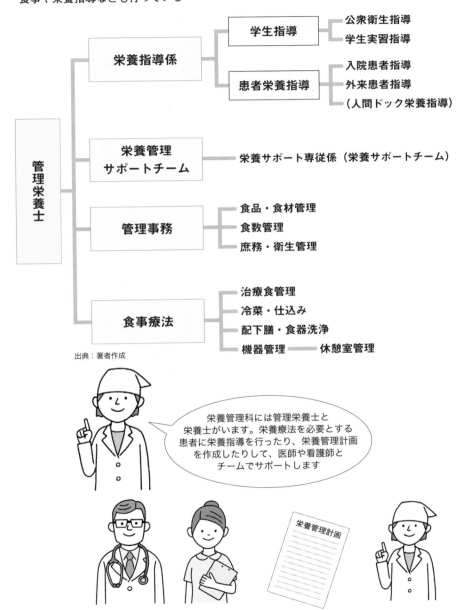

```
管理栄養士 ┬ 栄養指導係 ┬ 学生指導 ┬ 公衆衛生指導
          │          │         └ 学生実習指導
          │          │
          │          └ 患者栄養指導 ┬ 入院患者指導
          │                        ├ 外来患者指導
          │                        └（人間ドック栄養指導）
          │
          ├ 栄養管理サポートチーム ── 栄養サポート専従係（栄養サポートチーム）
          │
          ├ 管理事務 ┬ 食品・食材管理
          │         ├ 食数管理
          │         └ 庶務・衛生管理
          │
          └ 食事療法 ┬ 治療食管理
                    ├ 冷菜・仕込み
                    ├ 配下膳・食器洗浄
                    └ 機器管理 ── 休憩室管理
```

出典：著者作成

栄養管理科には管理栄養士と栄養士がいます。栄養療法を必要とする患者に栄養指導を行ったり、栄養管理計画を作成したりして、医師や看護師とチームでサポートします

栄養管理計画

Chapter3
09

社会復帰の支援を行う
リハビリテーション科

リハビリテーション科では、運動機能に障害がある場合に対して、基本的動作の能力の回復を図るために行う運動療法などを用いて、患者の生活の質（QOL）を向上させる訓練を行います。

リハビリテーションとは

　リハビリテーションとは、病気、けが、加齢などによって低下した患者の身体機能の回復を目指すことです。日常生活における生活動作を自力できるよう、社会復帰に必要な日々の生活動作訓練を行います。

　日々の訓練により患者の身体能力が戻ってきたら、職場復帰（社会復帰）を目標としていきます。一方、加齢により身体機能が低下している場合でも適切な運動療法、物理療法を行うことで高齢者の身体機能の維持向上を目指し、生活の質を向上させることができます。

いろいろな専門家がいるリハビリテーション科

理学療法士（PT）
Physical Therapist
の略。

作業療法士（OT）
Occupational
Therapist の略。

言語聴覚士（ST）
Speech Therapist
の略。

誤嚥性肺炎
飲みこむ力が弱くなり、食べ物が肺に入って起こる肺炎。摂食や嚥下障害がある人や高齢者に起こりやすい。

視能訓練士（CO）
Certified
Orthoptist の略。

　理学療法士（PT）は、低下した身体能力身体機能を向上、または回復させるために器具を使い、身体機能を司る筋力をつけたり、関節の可動域を広げるように運動療法を行います。また物理療法では温感・冷感、レーザー、電気刺激を行い、疼痛の改善や麻痺などの回復を行います。作業療法士（OT）は、身体や精神に障害を持っている患者に、応用動作や社会適応力の回復ができるよう、手作業中心の作業が多い、日常生活動作の訓練を行います。言語聴覚士（ST）は心身機能、音声、聴覚機能に障害がある患者に対して聴力や音声機能、言語機能の検査や訓練を行います。また誤嚥性肺炎や窒息などを予防するための嚥下訓練も行います。視能訓練士（CO）は、眼科に特化した専門技術者で、乳幼児から高齢者まで幅広く、視覚機能に障害のある人たちの機能を回復させるための検査（眼科一般検査、超音波検査、眼底検査）や視野矯正訓練を行っています。

▶ リハビリテーション科の役割

病気やけがで障害を持った患者に対し、医学的治療や治療的訓練を行う。また地域の患者への機能訓練指導も行っている

● 理学療法士の仕事

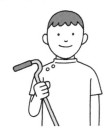

- ・運動療法によるリハビリ
- ・物理療法によるリハビリ

●作業療法士の仕事

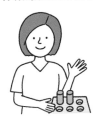

- ・日常生活活動の支援
- ・集団リハビリ
- ・認知リハビリ

●言語聴覚士の仕事

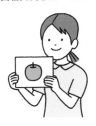

- ・コミュニケーション障害へのリハビリ
- ・高次脳機能障害へのリハビリ
- ・摂食嚥下機能障害へのリハビリ

●視能訓練士の仕事　※眼科に属する

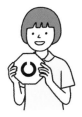

- ・視能検査
- ・斜視の訓練
- ・ロービジョンケア
  （視覚障害を持ち、生活上何らかの支障を来している患者に対して、眼の機能訓練やアドバイスを行う）

出典：著者作成

Chapter3
10

病院の管理部門として
なくてはならない事務部

事務部は病院の管理部門として、各種届出申請、患者応対や診療サポート、診療報酬請求、職員人事および労務管理、健全な経営を図る財務会計、施設の維持・管理などの業務を行っています。

ヒト、モノ、カネと情報は事務部が取り扱う

事務部は、人事課、経理課、庶務課、総務課、医事課、施設課、用度課など、それぞれが独立しており、病院運営を担い、患者へ適正な医療を提供するために医療職が働きやすい環境を整えることが役割です。

事務部では役割・目的により課が分かれている

人事課は、職員の採用活動や免許・資格管理業務、労務管理業務、マネジメント業務、院内の調整業務、さらには人材育成や職員の帰属意識を高めて、職員定着率をアップさせる施策も行っています。経理課は、病院の収支計算する経営的な業務をはじめとして、職員の経費精算、給与計算など金額の大きいものから小さいものまで、金銭に関わる全般的な業務を担っています。

庶務課の業務は一般事務として扱われることもありますが、院内のあらゆる業務を引き受け、その仕事内容は多岐にわたっています。総務課は人事関連、社会保険・雇用保険などの加入・脱退の手続き、職員の勤怠管理、健康管理などが業務となります。

医事課は、病院運営に関わる根幹的な部分である医療事務全般の業務を担う部署です。業務は多岐にわたり、外来・入院医事、保険請求、診療情報、医事作業補助なども担当します。

施設課は、病院運営のための施設設備の適切な管理・整備を行っています。電気受電設備、吸収式冷温水機・空調設備、ボイラー運転・点検・整備、ストレージタンク、危険物地下貯蔵庫、地下水ろ過プラント管理、浄化槽維持管理など、法令で定められた保守点検業務や関係省庁への報告ほか、長期にわたって適切な療養環境を維持できるようサポートしています。

ストレージタンク
一時に大量のお湯を使用する可能性のある施設で、給湯用や空調用に加熱した水（お湯）を貯めておくための水槽。

▶ 事務部

事務部門とは病院の管理部門としてなくてはならない部署

●事務部組織図

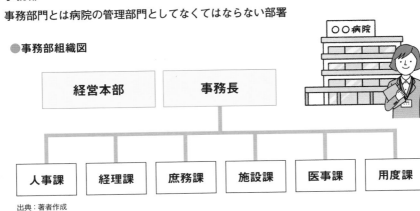

出典：著者作成

▶ それぞれの課の仕事の内容

人事課	採用活動や労務管理、職員の健康管理などのマネジメント業務、院内の調整業務など
経理課	経理会計業務、決算処理、税務に係る業務全般、資金繰りなど財務管理業務全般など
庶務課	病院行事や各種届出、補助金の申請など、官公庁との折衝や重要文書管理、さらには一般の庶務業務、秘書業務など
施設課	建物や設備機器の維持・保全管理、（水道光熱）資源エネルギーなどの運用管理、その他インフラ整備など
医事課	受付業務、電話対応、病院内の医療事務全般の業務（入院・外来）診療費の計算、レセプト請求業務など
用度課	医療機器、備品、医療材料、消耗品などの物品調達、それに附帯する契約および管理業務など

出典：著者作成

Chapter3
11

病院のマネジメントを行う事務長

病院の事務長の仕事は病院における事務業務全般を統括する立ち位置です。求められる業務は、病院の環境に大きく左右されることが多いですが、事務長のマネジメント能力があるかないかによって病院経営は違ってきます。

病院事務長に求められるスキル

事務長には、財務や経理の能力だけでなく、企画力や常に安定した運営を行うための組織マネジメント能力など高い能力が求められます。さらに、当然のこととして医療分野の言語も理解することが必須になってきます。

また、経営陣の考えを理解し、それを全職員に周知徹底させるのも事務長の重要なミッションです。そのためには、医療に関する知識に加え、病院経営について隅々まで熟知している必要があります。病院経営は理事長、院長のみならず、事務長次第で大きく変わるということを認識する必要があります。

事務長は常に情報収集を行う

事務長職にとって、情報収集は非常に重要です。同地域で活動している事務長はじめ、管理職たちとの情報交換やコミュニケーションは重要です。また、労務関係や助成金などの情報収集、経営戦略の勉強会など多岐にわたる研鑽も積極的にチャレンジしていく必要があります。

現在、医療業界は機能分化と地域医療連携が推進されており、これを達成せずして病院の生き残りはあり得ません。まずは自院の立ち位置の把握が重要です。

患者や他医療機関、地域住民から自院がどう見られているのかを正確に把握し、信頼を勝ち取り、存在価値を見出す必要性があります。また、他の医療機関とどのように連携を取るかを考えるのも事務長の役割です。そこから、自らが所属する病院の生き残り戦略が見えてきます。病院のありようを決断する経営層をサポートすることも事務長の重要な役割です。

機能分化
医療機関ごとに役割分担すること。

地域医療連携
医療機関が地域の医療状況や自らの施設の実情に応じて、医療の機能分担や専門化を進めながら、相互に連携を図り、住民が地域で継続性のある医療を受けられるようにすること。

▶ 医事課・事務長の仕事

事務長の仕事とは

●事務長の業務

管理、マネジメント ・企画運営 ・各種業務 ・プロジェクト ・経営数値管理 ・環境整備	渉外交渉 ・行政機関 ・金融機関 ・医療機関 ・メーカー、企業	人事・総務	マーケティング

出典：著者作成

▶ 中規模病院における事務長の一日

- ・8：00　出勤
  外来、受付事務室のセキュリティ解除、理事長との打ち合わせ準備および内容確認

- ・8：15　朝礼

- ・8：30　理事長との事前打ち合わせ、幹部職ミーティング（理事長、看護部長はじめ、各所属長）

- ・9：30　事務（前日の出納帳・日計確認、銀行チェック）、ミーティング（医事課・経理課・総務課）

- ・10：30　業者、来客対応

- ・11：30　現場の見回り

- ・12：30　午前の診療の受付終了　昼食

- ・13：30　午後の診療の受付開始
  外部業者対応、行政対応など

- ・17：00　外来受付終了

- ・17：30　締め、チェック
  医事課、経理課、総務課と一緒にチェック

- ・18：00　理事長、看護部長などとのミーティング

出典：著者作成

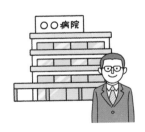

Chapter3 12

医療従事者の職種・資格と キャリアアップ

病院という組織のなかではさまざまな職種が存在しています。無資格であっても、有資格者になることで新たな職種にキャリアチェンジをしたり、キャリアアップしたりすることも可能です。

病院業界の背景を知っておくこと

病院業界は、医療サービスを必要とする患者が顧客となります。そのため、医療業界は景気にあまり左右されない特徴があります。日本は、少子高齢化となり、超高齢社会はますます進み、また今後さらなる医療費の増大が予想されている状態です。今後、医療費削減のシナリオが予定されていても、増加していく患者に対して医療従事者の数は足りず、慢性的に人材不足の医療業界は常に完全な売り手市場といえるでしょう。

このような医療業界の状況を考えて、医療業界でのキャリアを積むことを考える人もいるでしょう。

病院で働くためには

しかし、病院で働くということは、医療現場という特殊な環境に身を置くということになります。働いている人々も多種多様で、国家資格（有資格者）だけでなく、無資格や未経験で働くこともできる職種もあります。

医療職としては、医師をはじめとして、コメディカルと呼ばれる看護師、薬剤師、理学療法士、放射線技師、管理栄養士などがあります。コメディカルは、国家資格（有資格者）であり、同業種内でキャリアアップするためのキャリアパスはわかりやすいです。

一方、事務職としては、特に資格は必要ありませんが、事務のトップである事務長をはじめ、医事課、総務課、経理課、用度課、庶務課などでは、ある一定レベルの経験を要し、通常の事務処理能力に加えて、医学知識はもちろんのこと、病院業界の動向などを必要とされる場合もあります。

キャリアアップ
昇進や転職などで、その人の置かれている環境や経歴がレベルアップすること。

キャリアパス
企業において、ある職位に就くまでにたどることとなる経験や順序のこと。個人の視点からは、将来自分が目指す職業を踏まえた上でどのような形で経験を積んでいくかという順序・計画のこと。

▶ 病院で働く職種

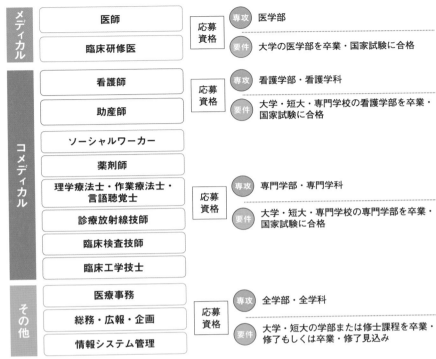

出典：著者作成

▶ 看護職のキャリアアップ

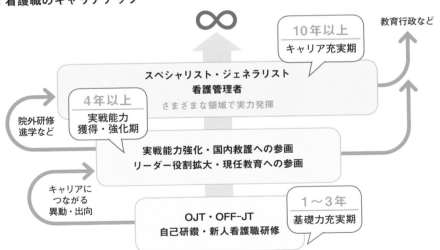

出典：日本赤十字社医療センター 看護部「伸ばす教育体制」を基に作成

海外の病院の働き方

日本では、2024年から、医師の時間外労働規制である「医師の働き方改革」が施行されます。ようやく日本でも、医師の長時間労働にメスが入れられます。

では、長時間労働といわれる医師は諸外国ではどのように働いているのでしょうか。

まずは勤務医の比率から見ていきましょう。日本での勤務医比率は、約8割を占めます。日本ではフリーアクセスが最大の特徴ともいえますが、この医療提供体制に特徴があり、勤務医師の割合にも関係しています。人口1,000人当たり病床数や人口1人あたりの外来診察回数などが諸外国よりも多いのが特徴です。

英国では日本と同様に勤務医の比率は8割を占めています。しかし英国では日本とは異なり、最初に一般医（家庭医）による診療所で診察してもらい、次のステップで専門医の診察を受けます。

ドイツでは勤務医師の比率は約6割となりますが、診察の流れは英国と似ています。また、フランスでは約4割に減りますが、診察の流れは英国やドイツと似ています。

米国では、勤務医は約3割まで減ります。診察の流れは日本と似ており、専門医が契約している病院患者を連れて行って、診療を行うオープンシステムが今の主流のようです。

医師の労働時間について見てみましょう。日本では週の労働時間が60時間を超える医師が41.8％。一方、欧米諸国の医師の1日の労働時間は、1日あたり8時間以下です。

日本はこの問題に対して、2024年より実労働時間の上限規制を導入することとしました。変形労働時間制にすれば、一定期間で労働時間を平均化することも可能となります。研修医などの労働時間についても、労働法制上、特例はありません。

英国、ドイツ、フランスにおいては実労働時間の規制があります。

ドイツと日本との比較では、年間で350時間も差があるのです。米国では実労働時間規制はありませんが当然、割増賃金規制があります。また医師卒後臨床研修プログラムにおいては労働時間制限が導入されているようです。

第4章

医療保険のしくみ

もし病気になったとしても、誰もが医療機関で診療を
してもらえるのは、公的医療保険があるからです。日
頃、何気なく利用している公的医療保険ですが、その
しくみと医療保険のこれからについて見ていきましょ
う。

Chapter4
01

保険料はどう使われる？

毎月保険料を納め、私たちがもし病気になったとき、病院の受診にかかった医療費の一部を私たちが支払い、残りの医療費を保険組合や税金などによって支払われるのが医療保険です。

医療保険制度や医療費のこと

私たちは病気やけがをしたときに、病院やクリニックなどの医療機関や調剤薬局などで、診察、治療、投薬、その他必要な医療サービスを、公的医療保険（健康保険）を使って少ない金額で受けることができます。本来、医療サービスを受けるには高額な医療費が発生します。この必要な医療サービスを少ない自己負担で受けられるのは、公的医療保険があるからです。公的医療保険には、国民健康保険、全国健康保険協会（協会けんぽ）、健康保険組合、共済組合、それに75歳以上で加入する後期高齢者医療制度があります。これらの保険事業を管理、運営している組織を保険者、また保険に加入している人を被保険者といいます。

それぞれの医療保険

国民健康保険は、自営業者、年金生活者、非正規雇用者などを対象に、原則として前期高齢者交付金を除く50％を国と県からの補助金で、残り50％を加入者の保険料で賄うしくみです。全国健康保険協会は、中小企業の労働者とその家族が対象で、国庫負担が13％、残りを労使との折半の保険料で構成されています。健康保険組合は、大企業のサラリーマンが対象で、国庫負担は基本的になく、企業の財政状態により企業から補助されることもあります。多くの企業は労使との折半で保険料が構成されています。共済組合は、公務員、教職員が対象となり国庫負担はありません。後期高齢者医療制度は原則75歳以上が対象で、約50％を公費(国:4都道府県:1市町村:1)、その他40％を支援金、10％が加入者負担となります。

医療費の自己負担割合は、それぞれの年齢層で異なります。

公的医療保険
病気やけがをしたときに、一定の自己負担で必要な医療を受けることができる制度。全国民に加入が義務付けられている。

全国健康保険協会
協会けんぽともいい、協会の理事長・全国の支部長・職員に民間出身者を登用している非公務員型運営の法人。

保険者
健康保険事業の管理運営を行う組織のこと。

被保険者
保険に加入していて保険診療の保障対象となる人のこと。自己負担分のみで医療機関を受診できる。

■ 日本の国民医療費の負担構造（財源別）（令和元年度）

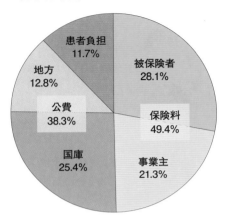

出典：厚生労働省「我が国の医療保険について」

■ 制度区分別国民医療費（%）

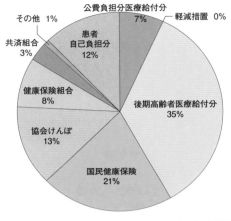

- 公費負担分医療給付分
- 国民健康保険
- 共済組合
- 軽減措置
- 協会けんぽ
- その他
- 後期高齢者医療給付分
- 健康保険組合
- 患者自己負担分

出典：厚生労働省「我が国の医療保険について」

▶ 医療費の一部負担（自己負担）割合について

○ それぞれの年齢層における一部負担（自己負担）割合は、以下のとおり。

- ・ 75歳以上の者は、1割（現役並み所得者は3割。現役並み所得者以外の一定所得以上の者は2割）。
- ・ 70歳から74歳までの者は、2割（現役並み所得者は3割）。
- ・ 70歳未満の者は3割。6歳（義務教育就学前）未満の者は2割。

	一般所得者等	一定以上所得者	現役並み所得者
75歳	1割負担	2割負担	3割負担
70歳	2割負担		
6歳（義務教育就学後）	3割負担		
	2割負担		

出典：厚生労働省「我が国の医療保険について」

Chapter4 02

診療報酬はどのようにして決まる？

日本では、同じ診療の内容であれば、全国どこでも同じ金額で受けることができます。その医療サービスに対する対価は、診療報酬と呼ばれ、2年に1度改定されています。

医療サービスの値段を決めるのは

病院やクリニックが医療サービスを行ったときの値段は国が決めており、公的医療保険制度の中で、全国一律で金額が決められています。これを「診療報酬」と呼び、それぞれの人が決められた負担分を病院に支払います。

診療報酬は、通常2年に1度、見直しが行われます。政府が国家予算の編成をする際に医療機関の経営状況調査や薬剤の市場調査を行い、改定前年の12月中頃までに診療報酬の改定率が決定されます。

その後、厚生労働大臣の諮問機関である中央社会保険医療協議会（中医協）がさまざまな要素を考慮して、診療報酬が決まります（薬剤費については毎年改定されています）。2022年の診療報酬改定に向けた大局的な方向性は、「医療機能の分化を推進させること」、「医師の働き方改革を推進させること」、「質の高い医療の評価を始めること」、「効率化・適正化を推進させること」の4つとなっています。

医療費の内容とは？

私たちが医療機関で受診する場合、会計時には領収書と明細書を同時に受け取ります。受け取った明細書を見てみると、初診料、入院料、検査といった医療（診療）行為ごとに点数が記入されていることに気付くと思います。受診すれば、初診料、検査、注射などの治療、薬の処方など複数の医療（診療）行為を受けることになりますが、その医療（診療）行為に対する診療報酬の点数が加算され、合計を1点10円で換算されたものが、その日の会計として請求されることになります。

改定率
診療報酬が改定されるときの前年度との比率。

中央社会保険医療協議会（中医協）
厚生労働大臣の諮問機関である中央社会保険医療協議会のこと。

薬剤費について
市場実勢価格の下落を薬剤費に反映させ、医療費の削減を狙うため。

点数
診療報酬は点数で表され、1点10円で計算される。

中央社会保険医療協議会の組織

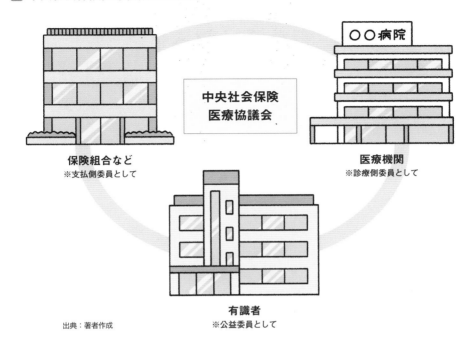

保険組合など
※支払側委員として

医療機関
※診療側委員として

有識者
※公益委員として

出典：著者作成

診療報酬とは

診療行為への
対価

1点10円

保険診療の
範囲内

出典：著者作成

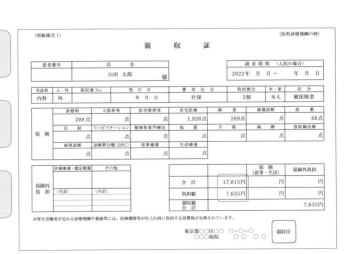

Chapter4 03

病院はどうやって
診療報酬を受け取る？

公的医療保険で運営されている病院はどのようにして、医療費を受け取るのでしょうか。私たちが支払っている保険料を医療機関が受け取るまでの流れを見てみます。

病院が医療費を受け取るまでの流れ

　被保険者や被扶養者が病気やけがで、保険医療機関に行き、健康保険証を提示し、治療をしてもらい、薬をもらったら、健康保険で決められている自己負担額（医療費の1割〜3割）を支払います。医療機関は後日、医療費の残り（7割〜9割分）の請求書を作成して、審査支払機関に送り、審査をしてもらいます。この提出する請求書を「診療報酬明細書（レセプト）」といいます。

　審査支払機関は、医療機関から提出されたレセプトを見て、診療が過剰なものでないかなど診療内容が適正かどうかを審査し、また、記載に漏れやミスがないかを点検した上で、健康保険組合ごとにまとめて、レセプトを送り、医療費を請求します。健康保険組合では、審査支払機関から届いた医療費の請求内容を確認し、支払いを行い、審査支払機関から医療機関へ支払いを行います。

　こうして、医療機関は治療費を患者と診療報酬から、全額受け取ることになるのです。

診療報酬請求とレセプト審査

　毎月、月末から月初（通常10日）までが医療機関の医事課がレセプト請求を行う時期です。各医療機関では保険請求のために請求金額の集計を行い、審査支払機関へレセプトを提出します。審査支払機関は、その内容をチェックし、適正と判断されれば、医療費が支払われる流れとなりますが、内容に不備があった場合にはレセプト差し戻しとなります。その場合は、再度請求することになり、入金が遅れることになります。医療機関の医事課の職員にとっては、この時期が最も忙しい時期になります。

診療報酬明細書
医療機関が健康保険組合に医療費を請求するために行った処置や使用した薬剤を記載した明細書のこと。

レセプト差し戻し
レセプト請求に対して適切でないと審査支払機関より判断された場合には、レセプトの差し戻しがある。このことをレセプト返戻（へんれい）という。

▶ 医療費の流れ

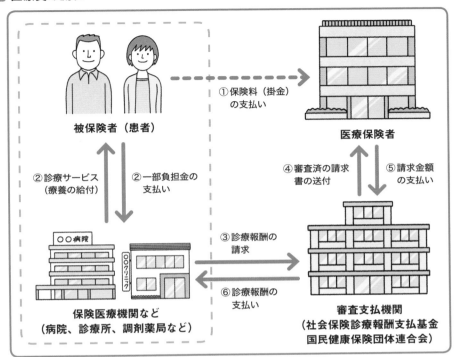

① 保険料（掛金）の支払い

被保険者（患者）

② 診療サービス（療養の給付）

② 一部負担金の支払い

保険医療機関など（病院、診療所、調剤薬局など）

③ 診療報酬の請求

⑥ 診療報酬の支払い

医療保険者

④ 審査済の請求書の送付

⑤ 請求金額の支払い

審査支払機関（社会保険診療報酬支払基金　国民健康保険団体連合会）

出典：厚生労働省「我が国の医療保険について」を基に作成

▶ 診療報酬請求の流れ

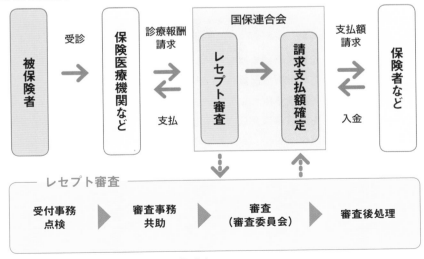

被保険者 → 受診 → 保険医療機関など → 診療報酬請求 ／ 支払 →

国保連合会
レセプト審査 → 請求支払額確定

→ 支払額請求 ／ 入金 → 保険者など

レセプト審査
受付事務点検 ▶ 審査事務共助 ▶ 審査（審査委員会） ▶ 審査後処理

出典：厚生労働省「我が国の医療保険について」を基に作成

Chapter4
04

医療費が多かったときに使える
高額療養費制度

けがや病気で高額な医療費がかかった場合、高額療養費制度を利用することができます。これは、医療費の自己負担額が高額になった場合に負担を軽減する制度です。

高額な医療費を支払ったとき

高額療養費制度は、私たちが医療機関を受診する際や、薬局の窓口で支払う医療費が1か月に一定額（自己負担限度額）以上になった場合に申請することで、超過した分を払い戻して患者の経済的負担を減らすための公的医療保険の制度です。上限額は、年齢や所得に応じて定められており、いくつかの条件を満たすことにより、負担をさらに軽減するしくみも設けられています。

ただし、この制度を利用できるのは、公的医療保険の被保険者で、保険料の滞納がない人が対象となります。また制度の対象となるのは保険適用で、かつ高額な医療ということになります。被保険者すべての人が安心して医療を受けられるように、国は平成29年8月から、70歳以上の人の高額療養費の上限額について段階的に見直しを行っています。

先進医療に高額療養費は適用されるの？

先進医療は高額な医療費がかかりますが、公的医療保険対象外のため全額自己負担になります。また保険対象外ということもあり高額療養費として適用されません。

先進医療以外にも美容整形、人間ドックなどの自費健康診断、差額ベッド代、入院時食事療養費などは保険適応外のため対象外になります。なお1人の医療費だけでは高額療養費の上限額に達しなくても、高額療養費を世帯合算することで上限額を超える場合は、高額療養費制度の給付を受けられる可能性があります。この場合、世帯が同じ公的医療保険に加入していることが必須条件となっています。

上限額
毎月の上限額は、加入者が70歳以上かどうかや、加入者の所得水準によって分けられる。また、70歳以上の人には、外来だけの上限額も設けられている。

保険適用
美容整形や先進医療などは、保険が適用されない。

世帯合算
1人分の窓口負担額が上限額を超えなくても、同じ世帯窓口として1か月単位で合算することができる。

▶ 高額療養費制度とは

月あたりの医療費が自己負担限度額を超えていることが
わかったとき健康保険から払い戻される

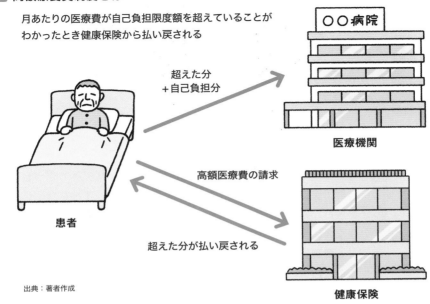

超えた分
＋自己負担分

医療機関

患者

高額医療費の請求

超えた分が払い戻される

健康保険

出典：著者作成

▶ 高額療養費の上限　　平成30年8月からの上限額（70歳以上）

適用区分	外来 （個人ごと）	外来＋入院 （世帯ごと）
Ⅲ　課税所得 　　690万円以上の方	252,600 円 ＋（医療費 − 842,000 円）×1% 〈多数回　140,100 円〉	
Ⅱ　課税所得 　　380万円以上の方	167,400 円 ＋（医療費 − 558,000 円）×1% 〈多数回　93,000 円〉	
Ⅰ　課税所得 　　145万円以上の方	80,100 円 ＋（医療費 − 267,000 円）×1% 〈多数回　44,400 円〉	
課税所得 145万円未満の方	18,000 円 ［年間の上限 144,000 円］	57,600 円 〈多数回　44,400 円〉
Ⅱ　住民税非課税世帯	8,000 円	24,600 円
Ⅰ　住民税非課税世帯 　　（年金収入 80 万円以下 　　など）		15,000 円

出典：厚生労働省「高額医療費の上限額が変わります」を基に作成

Chapter4 05

外来診療の基本料金のしくみ

病院で診察を受ける場合、誰でも最初はまず外来診療を受けます。必ず支払うのが初診料（初回のみ）、再診料（200床未満）、外来診療料（200床以上）となります。

保険点数
医療行為に対する診療報酬を点数で表したもの。1点＝10円で換算される。

情報通信機器を用いた初診
オンライン診療が可能であること。施設基準および算定条件を満たし厚生局への申請が必要。再診の算定もある。

外来感染対策向上加算
組織的な感染防止対策。施設基準を満たし、厚生局への申請が必要。診療所のみ算定可能。

連携強化加算
感染対策向上加算1に係る届出を行った医療機関に対し、過去1年間に4回以上、感染症の発生状況、抗菌薬の使用状況などについて報告を行っていること。

サーベイランス強化加算
院内感染対策サーベイランス、感染対策連携共通プラットフォームなど、地域や全国のサーベイランスに参加していること。

誰でも最初は外来診療から

私たちが体調不良やけがにより病院で初めて受診した場合、会計で支払う診察料のことを初診料と呼びます。その症状やけがの治療が終わるまでの間では、初回だけに算定されるものです。ちなみに初診料の保険点数は288点、つまり2,880円が実際にかかる費用となります。例えば健康保険の自費負担割合が3割の方ならば860円となります。それに加えて、受診した曜日や時間帯、さらに条件などによっても加算される項目が多数あります。また2022年の診療報酬改定では、昨今の新型コロナウイルス感染症の影響を受け、情報通信機器を用いた初診をはじめとして、外来感染対策向上加算、連携強化加算、サーベイランス強化加算など、新設される外来の加算項目も増える改定となりました。

2回目以降は料金が違う？

2回目以降、その症状やけがの治療が終わるまでの間は再受診の度に算定されるのが再診料です。そして治療していたけがや病気が完治すれば終診となります。

なお、再び同じ病院での受診であっても、別の症状やけがの場合は新規の診療（初診）という扱いになり、初診料が算定されます。ただ、症状やけがの状態は一定ではなく、あらかじめ想定された算定では反映しにくい例外も多数あるのが現状です。そのため、医療機関の（現状に沿った医師の判断による）裁量により算定パターンが変化することもありえます。初診同様、最新であったとしても受診した曜日や時間帯、さらに条件などによっても加算される項目が多数あります。

診療明細書

診療明細書

入院外		保険				
患者番号		氏名	山田太郎 様		受診日	2022年○月○日
受診科						

部	項目名	点数	回数
診察料	＊初診料	288	1
	＊外来管理加算		
在宅	＊在宅自己注射指導管理料（月28回1H）	750	1
	＊血糖自己測定器加算（月90回以上） （1型糖尿病の患者に限る）	1170	1
処方	＊処方せん料（その他）	68	1
	＊生化学的検査（Ⅰ）判断料	144	1
	＊血液学的検査判断料	125	1

行った処置の内容

1点10円

出典：著者作成

領収証

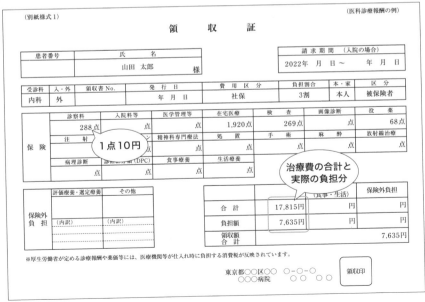

(別紙様式1)

(医科診療報酬の例)

領 収 証

患者番号	氏　名 山田 太郎　　様	請求期間　（入院の場合） 2022年　月　日～　　年　月　日

受診科 内科	入・外 外	領収書No. 年　月　日	発行日	費用区分 社保	負担割合 3割	本・家 本人	区分 被保険者

保険	診察料 288点	入院料等 点	医学管理等 点	在宅医療 1,920点	検査 269点	画像診断 点	投薬 68点
	注射 点		精神科専門療法 点	処置 点	手術 点	麻酔 点	放射線治療 点
	病理診断 点	診断群分類（DPC） 点	食事療養 点	生活療養 点			

1点10円

保険外負担	評価療養・選定療養	その他
	(内訳)	(内訳)

		（其事・生活）	保険外負担
合計	17,815円	円	円
負担額	7,635円	円	円
領収額 合計			7,635円

治療費の合計と実際の負担分

※厚生労働省が定める診療報酬や薬価等には、医療機関等が仕入れ時に負担する消費税が反映されています。

東京都○○区○○　○-○-○
　○○○病院

領収印

出典：著者作成

入院費はどのようにして決まる？

大きな病気をして入院をすると、治療費だけでなく入院費がかかり、いくらお金がかかるのか心配になります。入院すると、どのような費用がかかるのか、どのようにして負担額が決まるのか見てみましょう。

病状によって変わる入院治療

病院には２種類の入院病棟があってそれぞれ入院治療に特徴があります。1つ目は一般病棟と呼ばれます。この病棟は急性期の患者を対象としたもので、治療によって短い入院期間で退院する人向けとなります。短い期間で集中的な治療を行うため、医師をはじめ看護師が多く配置され、病気の変化に対応できる高価な医療設備が必要となってきます。2つ目は療養病棟と呼ばれます。この病棟は慢性期の患者を対象としたもので、長期の入院を必要とする人向けとなります（入院生活をより快適に過ごすために差額ベッドを利用することもあります）。正式名称は特別療養環境室で、個室から４人部屋までの利用が可能です。

それぞれ異なる入院費

入院基本料
入院料ともいい、入院した日数分が加算される。内訳は診察料、投薬料、処置料、注射料、検査料、看護料など治療に必要なもの。

看護配置
その病棟に入院している患者に対して必要な看護職員数を表すもの。

平均在院日数
入院している患者が入れ替わるまでの日数を表した指標のこと。

入院費用はホテルの宿泊費に相当する入院基本料があります。これは医師の診察料や、看護師の看護料などを含めた料金となります。一般病棟の入院基本料は、看護配置と平均在院日数によって料金が決められています。それに加えて食事代、差額ベッド代、その他日用品代が必要となります。支払いの計算には、入院基本料に加えて薬（投薬・注射）、画像検査、検査・処置といった各種医療サービスを積み上げ、またリハビリや内視鏡、手術・麻酔・輸血、放射線治療など専門的医療サービスも加算して入院費を算出する出来高払いと、薬（投薬・注射）、画像検査、検査・処置に加え、厚生労働省が定めた１日あたりの医療点数（病気の種類や症状などにより異なる）に専門的な医療サービスを出来高分として加算する包括払いがあります。

▶ 出来高払いと包括払いの違い

出来高払い方式

それぞれの医療行為の金額を積み上げた支払方式で、患者の状態に応じた医療サービスの提供が可能だが、過剰診療を誘発しやすい。

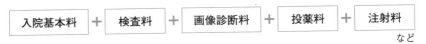

入院基本料 ＋ 検査料 ＋ 画像診断料 ＋ 投薬料 ＋ 注射料

など

包括払い方式

国が定めた病名と診療行為の組み合わせで1日の医療費（包括評価分）が決められている部分と、その他の手術や検査、処置など出来高払い方式を組み合わせた支払方式。過剰診療の防止が期待される一方、診療内容の不透明化、過少診療の可能性がある。

入院基本料、検査料、画像診断料、投薬料、注射料、処置料 ＋ その他

出典：著者作成

▶ 一般病棟入院基本料（1日につき）

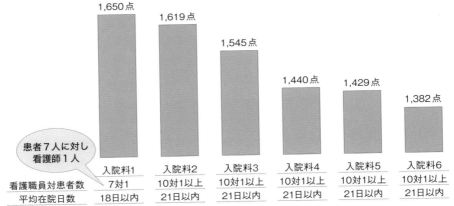

	入院料1	入院料2	入院料3	入院料4	入院料5	入院料6
点	1,650点	1,619点	1,545点	1,440点	1,429点	1,382点
看護職員対患者数	7対1	10対1以上	10対1以上	10対1以上	10対1以上	10対1以上
平均在院日数	18日以内	21日以内	21日以内	21日以内	21日以内	21日以内

患者7人に対し看護師1人

出典：厚生労働省「令和4年度 診療報酬改定の概要」を基に作成

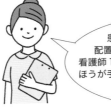

患者7人に対して看護師1人を配置する場合と、患者10人に対して看護師1人を配置する場合では、患者7人のほうが手厚い看護ができるので入院基本料が高くなります

Chapter4 07

健康保険が適用されない医療もある

毎月の保険料を支払っていても、けがや病気でないものは保険適用外とみなされ健康保険が使えない治療があります。正常分娩、健康診断、予防接種、労災上の事故などがこれにあたります。

健康保険が使えるのは当たり前？

国民全員が安心して医療を受けられる医療制度を実現している日本において、保険料の支払いの遅滞なく、毎月支払っていたとしても保険が適用されない治療があります。まず健康保険の対象となるものは法律で定められており、けがや病気とみなさないものには健康保険は使えません。また業務上におけるけがや病気、通勤途中のけがや病気にも健康保険は使えません。この場合、健康保険ではなく労災保険の対象となるため、うっかり健康保険を使った場合には、健康保険の負担分を返還し、改めて労災保険での適用となります。その後勤務先やすでに受診した医療機関に、労災保険の対象であることを伝えなければいけません。

労災保険
業務上の事由による労働者の疾病、負傷、障害、死亡などに対応する。

健康保険が使えないものはなに？

例えば、疲労や倦怠感の際に受診をして、輸液やビタミン剤の投薬を行ってもらうこともありますが、この場合、健康保険は使えません。また美容整形はけがや病気とは全く異なり、健康上支障なく、外見を良くするために行うのですから保険は適用外となり使えません。仕事や日常生活に支障がないシミ・アザ・わきがなども同様に保険は使えません。

また回復の見込みがない近視、遠視、乱視、斜視などの手術などにも使えません。その他、健康診断・人間ドック、予防注射、正常な妊娠・出産、経済的な理由による妊娠中絶、病気やけがではなく要件を満たさない日常生活の疲れなどに対する整骨院・接骨院での施術など、医療に直接関わりのないサービスや健康保険で認められていない治療は、健康保険の対象になりません。

正常な妊娠・出産
切迫流産のための入院や帝王切開分娩は保険適用となるが、自然分娩より入院期間が長くなるので自己負担分が多くなる。

▶ 労災保険

仕事でのけがなどによる労働災害には「労災保険」を利用する

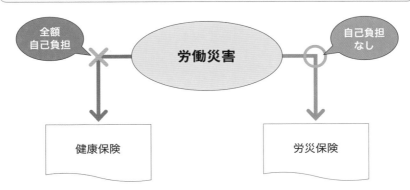

出典：厚生労働省「令和4年度診療報酬改定の概要　入院Ⅰ（急性期・高度急性期医療）」を基に作成

▶ 健康保険が利用できない診療

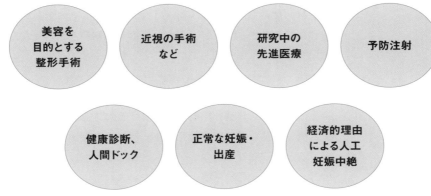

出典：全国健康保険協会（協会けんぽ）ホームページを基に作成

▶ 健康保険が利用できる診療

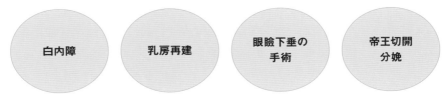

出典：著者作成

この先医療費はどうなっていく？

2022年度の診療報酬改定では、例年の診療報酬改定と比べて大きな変更がありました。少子化対策の一環として、自由診療だった特定不妊治療なども公的保険適用となりました。

Chapter4
08

何が問題なのか？

日本の人口は少子高齢化の一途をたどり続け、近年減少局面を迎えています。2065年には総人口が9,000万人を割り込み、高齢化率は38％台の水準になると推計されています。「団塊の世代」は2022年以降、後期高齢者になり始め、2025年にはその全員が後期高齢者になります。後期高齢者は増えていく一方で、健康保険の原資を徴収する現役労働層（20〜74歳）は今後、大幅に減少していきます。また「団塊ジュニア」と呼ばれる世代が2046年以降、後期高齢者になり始め、2049年にはその全員が後期高齢者になります。つまり、年々、医療費は右肩上がりになり、医療保険の財源はひっ迫していくこととなります。

減少局面
生まれてくる子どもの数よりも亡くなる高齢者のほうが多いため人口が減っていくこと。

今後の医療費対策

そこで政府が医療費抑制のシナリオとして打ち出しているのが食習慣・運動習慣改善の策定です。悪しき食習慣、運動不足を放置すると、脳血管障害や糖尿病などになる可能性が高くなります。一方、食習慣・運動習慣の改善に力を入れていくことが医療費抑制にもつながります。加えて、その他の検診データを積極的に活用して予防対策を目指します。がん対策としては、がん検診受診率を向上させ、予防から早期発見を行おうとしています。

また、保険料を徴収できる現役層の数も減少傾向にあるため、少子化対策にも力を入れ、自由診療だった特定不妊治療などを公的保険適用にしました。

数々の具体的な対策案が今回の診療報酬改定にも盛り込まれたことで、今後医療費の抑制化対策に注目していきたいと思います。

脳血管障害
脳内の動脈などに血栓ができる脳血栓、心臓につくられた血栓が脳に飛ぶ脳塞栓、血管が破れる脳出血やくも膜下出血の後の後遺症。

特定不妊治療
体外受精または顕微受精のこと。

▶ 今後の人口動態変化

社会保障の支え手が減り、人口も減っていく。

	団塊の世代が後期高齢者になり始める ▼	団塊の世代がすべて後期高齢者になる ▼		団塊ジュニアが高齢者になり始める ▼	
	2022-2025	**2026-2030**	**2031-2040**	**2041-2050**	**2051-2060**
全人口	1年あたり 57万人減	1年あたり 68万人減	1年あたり 82万人減	1年あたり 90万人減	1年あたり 91万人減
75歳以上（後期高齢者）	後期高齢者急増 1年あたり 75万人増	1年あたり 22万人増	1年あたり 5万人減	1年あたり 18万人増	1年あたり 3万人減
20-74歳	1年あたり 107万人減	1年あたり 67万人減	支え手の急減 1年あたり 58万人減	1年あたり 93万人減	1年あたり 71万人減

出典：国立社会保障・人口問題研究所「日本の将来推計人口（平成29年推計）」（出生中位・死亡中位）総務省「人口推計」を基に作成

▶ 利用者負担の現状と保険料負担の見通し

◆利用者負担の現状

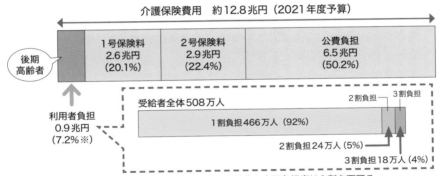

※高額介護サービス費の影響などにより、実効的な自己負担率は1割を下回る。

出典：財務省「利用者負担の現状と保険料負担の見通し」を基に作成

▶ 保険料負担の見通し

2040年には保険料の負担が倍近くになる。

	2018年度	2025年度	2040年度
1号保険料	約5,900円	約7,200円	約9,200円
2号保険料（市町村国保）	約2,800円	約3,500円	約4,400円

※1号保険料は65歳以上の第1号被保険者が納める保険料であり、2号保険料は40歳以上65歳未満の第2号被保険者が納付する保険料である

出典：財務省「利用者負担の現状と保険料負担の見通し」を基に作成

米国の医療制度

　私が米国にいた90年代には、上院の公聴会が開かれ、HMO（健康維持機構）と呼ばれる民間の保険会社の団体とその被害者と称する人たちが対決していました。

　米国ではほとんどの場合、民間の保険会社が医療保険を運営しています。あらかじめHMOが契約している医療機関が印刷されている、百科事典のように分厚い電話帳が配られ、そこから医療機関を探して受診をするのですが、医療機関を探し出すのも一苦労です。HMOはできるだけ医療費がかからないように診療規制を行い、医療保険抑制を行うことで支出を削減し、利益を担保しています。

　米国では日本のように被保険者はどこの診療所や病院にかかってもよいということではなく、HMOで承認された医療機関のみ、つまり自分が加入している民間保険と契約している病院しか受診できないということになっています。

　日本ではフリーアクセスといって、保険証1枚あれば、日本全国どこでも受診したい病院を自分で選ぶことができます。日本に住んでいたときに

はありがたみは感じにくかったのですが、あらためて国民皆保険であることにありがたみを感じました。

　日本の病院は待ち時間が長い、診察時間は短いと苦情をいわれますが、それはフリーアクセスという制度があるからで、米国のようにアクセスを制限すれば待ち時間も減ります。ただ、どちらが幸せかといえば日本だといえるのではないでしょうか。

　オバマ政権のもと、医療改革法案が可決して、あくまで民間保険をベースにした独特の米国型皆保険制度とも呼ばれる形が生まれました。価格の異なる4種類の保険プランのどれかを州民は購入することになります。プランによって月々の掛金も異なり、また医療保険でカバーされる範囲も変わってくるというもので、医療保険でカバーされる範囲が広ければ、それ相当の月々の掛金となるわけです。米国では医療保険も商品という認識なので、保険プランを買うという表現になります。

前東京女子医科大学 教授

上塚芳郎

第5章

病院が抱える
慢性的問題

医療従事者の過労、人手不足や地方の医師不足、小児科医・産婦人科医の不足など、病院業界が抱える問題は山積みで、しかも解決が難しいことばかりです。病院業界がどんな問題を抱えているのか、どのように解決しようとしているのか見ていきましょう。

高齢化の影響を受ける
病院業界の現状

少子高齢化、2025年問題や社会保障の変化、また新型コロナウイルス感染症などの外的影響を受け、病院業界を取り巻く環境はさらに厳しく深刻化しています。病院業界の現状を見てみましょう。

医療業界の現状と問題

日本で少子高齢社会が進んでいるなか、病院業界は2025年問題という局面を迎えます。また、後期高齢者が増えれば、医療ニーズが高まり、それに伴い、医療従事者の業務量は必然的に増える傾向になります。政府は地域医療構想を策定することで毎年増加している医療費を減らすために病床数の適正化を提唱していますが、これは必然的に病床数が減少傾向になり、また医師や看護師をはじめとした医療従事者も不足する可能性が考えられます。例えば「医療施設動態調査（令和4年5月末概数）」によると、病院病床数の数は1993年に194.6万床だったものが毎年徐々に減り続け、2022年には149.4万床となり、約30年の間に45万床が減少してしまいました。

今後、病院はどうなっていくのか？

日本の高齢化率は年々高くなり、国民医療費も後期高齢者の医療費も右肩上がりに伸び続けています。また、高齢者の平均寿命が伸びるにつれ、要介護状態になった場合の介護費用も必要となります。少子高齢化によって、社会保障給付費が増加し、日本の財政を圧迫しているという現実もあります。地域医療構想の施行により病床再編による医療費抑制効果はあるといわれていますが、財政改善も難しく、国民負担率も上がることが予想されます。今後医療従事者の数が減少し、適切な医療提供と医療人材が充足された医療機関で診療を受けることが困難となることも考えられます。医師偏在も問題となっていて、政府によるその可視化や医師の確保対策も進行しています。今後は、余剰・不足ベッドの均衡化策の見直しがポイントになってくるでしょう。

地域医療構想
病床機能別に医療機関を①高度急性期、②急性期、③回復期、④慢性期の4つに分けて、2025年の人口分布や医療需要の推計で必要とされた病床数にそれぞれの病床を調整するというもの。

医療施設動態調査
（令和4年5月末概数）
厚生労働省が行う全国の医療施設を対象とした医療施設調査のこと。

医師偏在
都市部に医師が集まり、地方やへき地に医師がいないこと。

▶ 地域医療構想における病床数の変化

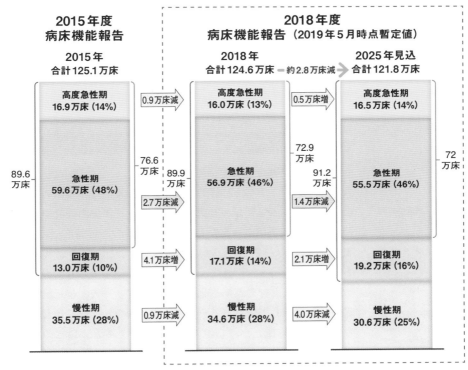

2015年度
病床機能報告

2015年
合計125.1万床

高度急性期
16.9万床（14%）

0.9万床減 →

急性期
59.6万床（48%）

回復期
13.0万床（10%）

慢性期
35.5万床（28%）

89.6万床

76.6万床

4.1万床増 →

0.9万床減 →

2.7万床減 →

2018年度
病床機能報告（2019年5月時点暫定値）

2018年
合計124.6万床 — 約2.8万床減 →

高度急性期
16.0万床（13%）

0.5万床増 →

急性期
56.9万床（46%）

回復期
17.1万床（14%）

慢性期
34.6万床（28%）

89.9万床

72.9万床

1.4万床減 →

2.1万床増 →

4.0万床減 →

2025年見込
合計121.8万床

高度急性期
16.5万床（14%）

急性期
55.5万床（46%）

回復期
19.2万床（16%）

慢性期
30.6万床（25%）

72万床

出典：厚生労働省「地域医療構想について」

▶ 病床数の変化

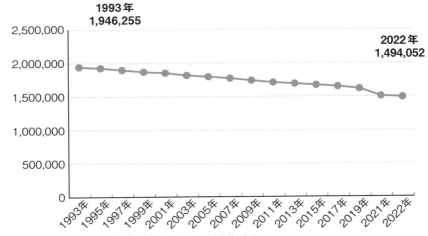

1993年
1,946,255

2022年
1,494,052

（縦軸：0 〜 2,500,000、横軸：1993年〜2022年）

出典：厚生労働省「医療施設動態調査（令和4年5月末概数）」を基に作成

諸外国と比べて
入院日数が多い日本

2014年に成立した「地域医療構想」を受けて、地域医療のビジョンも変化しています。そのなかで、減少していくベッド数に対し、患者の入院日数を減らしていこうという動きがあります。

過剰な日本の病床数（ベッド数）

病床削減が進められている理由として、日本の病床数（1,000人あたりのベッド数12.6床）が他の先進国と比べて極めて多いことを認識する必要があります。OECD（経済協力開発機構）監修による人口1,000人当たりの病床数では、1位韓国（12.7床）と2位の日本（12.6床）は近似誤差で、3位のドイツ（7.8床）と続きます。日本は諸外国よりも高齢化が進んでおり、必要病床数が増えることを考慮する必要があります。一方、福祉国家の優等生として取り上げられるデンマーク、スウェーデンは極めて少ない2.1～2.6床という状況です。そう考えると、日本の病床数がかなり過剰であることに気が付かされます。

諸外国と比べて入院日数が多い日本

内閣府が発表する令和4年版高齢社会白書によると、男性の平均寿命が81.41歳であるのに対し、健康寿命は72.68歳。女性の平均寿命が87.45歳であるのに対し、健康寿命は75.37歳。2000年頃に比べて健康寿命も平均寿命も伸びています。

しかしながら入院日数が減らないのには、一日も早く在宅で生活ができるようにリハビリに力を入れていないことに問題があると考えています。日々の生活は、何よりのリハビリといえます。入院日数の少ない国々では、一日も早く在宅で生活できるように、病院でのリハビリに力を入れるだけでなく、その家にまで行って、患者が1人で日常生活を送れるように手すりを取り付けるなどの支援も行います。そうすることによって、患者本人が生きがいを持って暮らしていけるだけでなく、社会保障の継続にも役立つことになるのです。

OECD（経済協力開発機構）
ヨーロッパ諸国を中心に日・米を含め38か国の先進国が加盟する国際機関。国際マクロ経済動向、貿易、開発援助といった分野に加え、最近では持続可能な開発、ガバナンスといった新たな分野についても加盟国間で分析・検討を行っている。

令和4年版高齢社会白書
高齢社会対策基本法に基づき、平成8年から毎年政府が国会に提出している年次報告書で、高齢化の状況や政府が講じた高齢社会対策の実施の状況、また、高齢化の状況を考慮して行おうとする施策について明らかにしている。

▶ 人口1000人あたりの病床数（2020年）

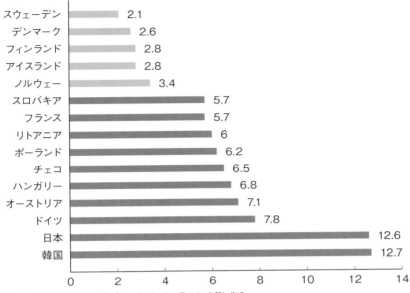

国	病床数
スウェーデン	2.1
デンマーク	2.6
フィンランド	2.8
アイスランド	2.8
ノルウェー	3.4
スロバキア	5.7
フランス	5.7
リトアニア	6
ポーランド	6.2
チェコ	6.5
ハンガリー	6.8
オーストリア	7.1
ドイツ	7.8
日本	12.6
韓国	12.7

出典：OECD 経済協力開発機構「Hospital beds – Total」を基に作成

▶ 全病床の平均在院日数の推移（G7加盟国）※カナダはデータなし

全病床の平均在院日数の推移

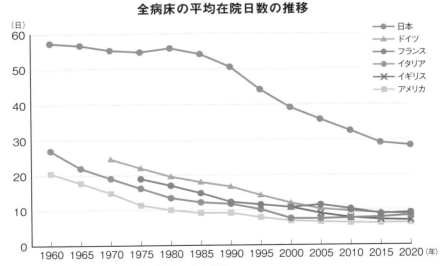

※2020年のデータがない場合は直近年の値を使用
出典：厚生労働省「医療提供体制の国際比較」を基に作成

Chapter5 03

地域の医療を支える公立病院

公立病院は、地域の人々の健康を支えるため、重要な役割を果たしています。しかし、公立病院は経営環境や医療提供体制の維持が極めて厳しい状況になっています。

📍 公立病院の必要性

公立病院は、地域における基幹的な公的医療機関として、地域医療の確保のため重要な役割を果たしています。多くの公立病院において、経営状況が悪化するに伴う医師不足のため診療体制の縮小をせざるを得ないなど、その経営環境や医療提供体制の維持は極めて厳しい状況です。へき地医療、救急医療、感染症医療、周産期医療、小児医療や新型コロナウイルス感染症において、一般では受け入れ難い患者を受け入れているのが公立病院です。地域の必要な医療を行うのが公立病院の宿命ともいえるでしょう。不採算医療を担う公立病院の経営は厳しいですが、国民にとってはなくてはならない病院であることには違いありません。

不採算医療
治療をすればするほど、赤字になってしまうこと。

📍 公立病院の経営状況

以前は、全公立病院の7割以上が赤字という極めて厳しい経営状況にありました。それを改善すべく、国は平成19年に経営の効率化・見直しを図る「公立病院改革ガイドライン」、そして平成27年には地域医療構想を踏まえて「新公立病院改革ガイドライン」に基づき、すべての公立病院が新改革プランを試みました。また令和3年12月には「公立病院経営強化プラン」についてのアナウンスがあり、令和4年から令和5年にかけての公立病院経営強化プランがスタートすることとなります。

これまで公立病院はさまざまな経営努力を試みてきました。医業収益は増加しているものの、同時に職員給与費なども同程度に増加し、医業収支比率、他会計繰入金割合は横ばい、多額に上る累積赤字など、引き続き厳しい経営状況が続いているのが現状です。今後の公立病院経営強化プランに期待をしたいものです。

公立病院改革ガイドライン
総務省が実施調査してきた結果を元に策定した効率病院改革プラン。

新公立病院改革ガイドライン
平成27年に改定された公立病院改革プラン。

公立病院経営強化プラン
持続可能な地域医療提供体制を確保するためのガイドライン。

▶ 新公立病院改革ガイドラインにおける公立病院に期待される主な機能

公立病院に期待される主な機能の具体例

①

山間へき地・離島など民間医療機関の立地が困難な過疎地などにおける一般医療の提供

②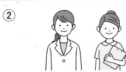

救急・小児・周産期・災害・精神などの不採算・特殊部門に関わる医療の提供

③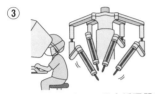

県立がんセンター、県立循環器病センターなど地域の民間医療機関では限界のある高度・先進医療の提供

④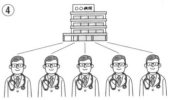

研修の実施などを含む広範的な医師派遣の拠点としての機能

出典：厚生労働省「今後の地域医療構想の進め方について」を基に作成

▶ 規模別の公立病院の経営状況（300床未満）

公立病院は民間病院のできない高度な医療を行うことを前提としているため、経営は二の次、赤字でも仕方ないという風潮が長年続いてきた。しかし、年々高騰する医療費に加え、国家の財政難をきっかけに、公立病院の赤字経営からの脱却をするプロジェクトが始まった。

200床以上300床未満病院
（R2：99病院のうち黒字病院は57病院）

経常利益 （単位：億円）

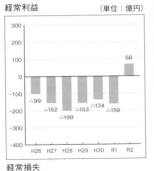

経常損失

100床以上200床未満病院
（R2：207病院のうち黒字病院は108病院）

経常利益 （単位：億円）

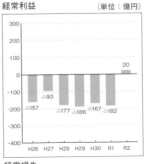

経常損失

100床未満病院
（R2：255病院のうち黒字病院は123病院）

経常利益 （単位：億円）

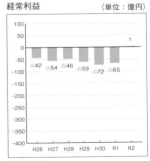

経常損失

出典：総務府「公立病院経営強化 公立病院の経営状況」（300床未満）を基に作成

地方の医師不足

Chapter5 04

医師不足が叫ばれて久しいですが、年々医師不足に拍車がかかっています。特に地方やへき地においては、医師の数が確保しにくく、慢性的な医師不足になっています。

医師不足の原因

都市部以外の地域、へき地、離島、無医地区で、医師不足により、医療の地域格差が生じています。このことを「医師偏在」といいます。

地域による医師の偏りが生じるのは、どうしても便利で情報収集もしやすい都市部での勤務を希望する医師が多くなるためです。反対に地方の医師が少なくなっています。

これには医師のライフスタイルや家庭の事情もあり、地方での勤務に不安感を抱いている医師が多いということがあります。特に地方での勤務だと単独で診療しなければならないことが多く、医師不足であることに加え、医師に対して患者が多いために、長時間労働となることも問題です。

医師不足のための対策

医師不足解決に向けては、地域における医師確保対策の強化として行政が「医師確保計画」を策定し、都道府県内における医師の確保方針や目標、具体的な施策を固めることが必要になってくるでしょう。

医師が少ない都道府県が医学部入学枠について設定・増員を要請できる制度の必要性を盛り込むことを行ったり、新規開業医師が都市部へ集中することを避けるべく情報を可視化して開業場所を提案したりします。

特に医師が少ない地域で働く医師が勤務内容やキャリアアップなどに不安を抱かないよう支援し、医師が少ない地域でのサテライト医療機関の管理が認められるような環境整備を行っていくことが必要でしょう。

へき地
交通条件および自然的、経済的、社会的条件に恵まれない山間地、離島その他の地域のうち医療の確保が困難であって、「無医地区」および「無医地区に準じる地区」の要件に該当する地域。

無医地区
医療機関のない地域で、当該地区の中心的な場所を起点として、おおむね半径4kmの区域内に50人以上が居住している地区であって、かつ容易に医療機関を利用することができない地区。

サテライト医療機関
本施設とは別に医師が患者を診療する施設のこと。

▶ 市町村ごとの人口10万人対医師数

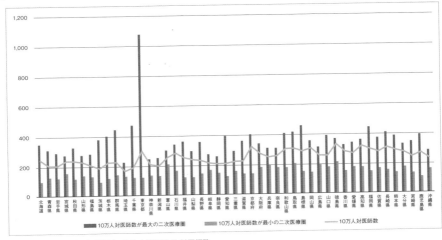

出典：国土交通省「二次医療圏ごとの人口10万人対医師数」

▶ 都道府県による医師の配置調整のイメージ

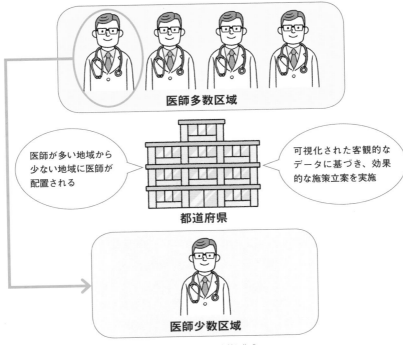

出典：厚生労働省「医師確保計画を通じた医師偏在対策について」を基に作成

Chapter5 05

産婦人科医・小児科医が足りない

少子化を解消するためには子どもを安心して産み育てられる環境が必要です。
しかし、少子化による患者の減少や産婦人科や小児科特有の難しさもあり、
医師が少ないのが現状です

小児科特有の難しさ
乳児の血管は細く、専門看護師でなくては注射や点滴ができない、また、子どもは症状をうまく伝えられないため、的確な治療がしにくいなどの難しさがある。

諸外国と比べると産婦人科医や小児科医が少ない

　米国との比較で、10万人当たりの診療科別医師数として産婦人科医は日本18.01人／米国23.65人、小児科医は日本83.84人／米国86.63人という2010年のデータがあります。日本ではもともと産婦人科医、小児科医は少ないのが現状です。少子高齢化により、子どもの数が少なくなっているのだから小児科医の数も少なくてよいのでしょうか？また少子化により出産も少ないから産婦人科医の数も少なくてもよいのでしょうか？今後の日本のことを考えれば、診療科目にかかわらず医師の確保は必要不可欠でしょう。

産婦人科医、小児科医の成り手が少ない理由

　産婦人科医は非常に貴重な存在ですが、期待とは違って年々減少しています。その理由には、深夜の急患や緊急の呼び出しが多い医療環境、平均で月300時間といわれている産婦人科医師の長時間労働の問題があります。また、日本は世界トップクラスで安全性の高い国ですが、訴訟リスクが高いのが日本の産婦人科医がおかれている現状です。

　一方、医師が少子化を理由に小児科医になることを敬遠する傾向があり、ますます小児科医が不足して、一人当たりの小児科医の仕事量は増える一方で疲弊する小児科医が後を絶ちません。

　小児科で扱う病気の大半は感染症です。小児科は診療点数も低いため、必然的に小児科医の給料は、他科に比べて非常に薄給なのです。年々少子化になっているからといっても昔より小児科医の仕事が楽になったかといえば、そうではありません。小児科医が減り、反対に忙しくなっています。

訴訟リスクが高い
医療技術が進歩してきたとはいえ、出産には母子ともに危険が伴う。

▶ 医療施設従事医師数の変化（1994年→2020年）

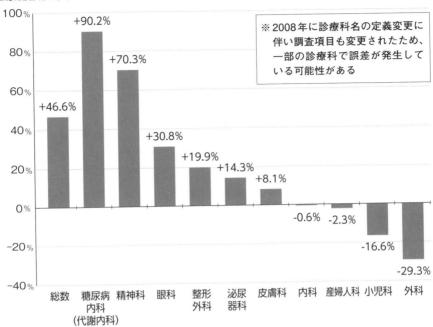

※ 2008年に診療科名の定義変更に伴い調査項目も変更されたため、一部の診療科で誤差が発生している可能性がある

出典：ガベージニュース「医療施設従事医師数の変化(1994年→2020年)」を基に作成

▶ 産婦人科医の労働時間

産婦人科医の労働時間				
年	2013	2016	2019	2021
1か月の在院時間	296	299	289	274
勤務時間（時間／週）	48.2	48.4	47.3	44.7
当直回数（病院）	5.6	5.7	5.4	5.2
当直労働時間	89.6	91.2	86.4	83.2
分娩数（常勤1人あたり）	81.8	80.7	74.2	64.0
宅直回数（自宅）	12.5	12.3	11.1	10.8
1か月の労働時間	385.6	390.2	375.4	357.2

出典：公益社団法人　日本産婦人科医会

医療従事者の労働問題

特に労働時間が長い診療科の医師・看護師だけでなく、病院業界が問題を抱えています。不規則な勤務体系や業務の量、仕事に伴う責任の重さが原因となり、業界全体が人手不足となっているのです。

医療業界は人手不足が深刻

　医療従事者は、資格を保有している専門職として病院内に勤務しており、医師、看護師をはじめとして30くらいの代表的な職種があります。病院業界というのは患者の命に関わる現場であることに加え、現場は24時間体制であり、夜勤帯の労働も必須であることが多いです。

　人員配置が少ない夜勤の場合は、夜勤者が少ないために身体的疲労や睡眠不足といった身体的負担が重くのしかかってきます。しかも、患者の命を預かるという責任の重さが心的負担となります。なかには、せっかく保有している医療のスキルを活かすことができず、医療従事者が病んでしまい、燃え尽き症候群となり、離職を選択してしまうこともあります。

人手不足対策のための対策

　離職率が高い原因として「人手不足で仕事がきつい」、「賃金が安い」ことが理由に挙げられています。また日勤以外の「夜勤」「休日出勤」をすることを、マイナスイメージに捉えていることも多く、労働環境を重要視する求職者が拒絶してしまうケースも少なくないのが現状です。低賃金や残業代カット、安い夜勤手当など、医療現場には離職につながることが多々あります。

　一方、プラス面で考えれば、各職種専門職としてキャリアアップを図り、多くの人の命を救うことができる職場でもあります。

　新型コロナウイルス感染症拡大防止に向けた支援策として補助金も検討されましたが、福利厚生制度の見直し、専門医療の研修や学習環境の整備、新規職員のキャリア養成支援などの施策を有効活用して労働環境を整えていくことが大切です。

燃え尽き症候群
それまで精力的に仕事に打ち込んでいた人が、まるで燃え尽きてしまったかのように仕事への情熱や意欲を失ってしまう状態。

離職率
2019年の正規雇用看護職員の離職率は11.5%、新卒採用者は8.6%となった。

▶ 離職理由から浮かび上がる問題点

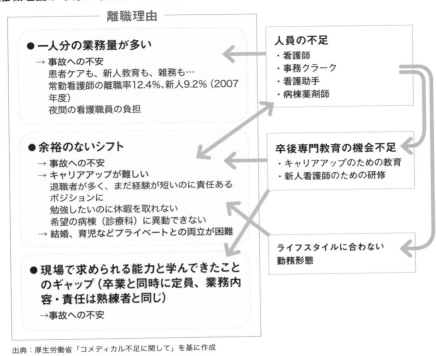

― 離職理由 ―

● **一人分の業務量が多い**
→ 事故への不安
　患者ケアも、新人教育も、雑務も…
　常勤看護師の離職率12.4％、新人9.2％（2007
　年度）
　夜間の看護職員の負担

● **余裕のないシフト**
→ 事故への不安
→ キャリアアップが難しい
　退職者が多く、まだ経験が短いのに責任ある
　ポジションに
　勉強したいのに休暇を取れない
　希望の病棟（診療科）に異動できない
→ 結婚、育児などプライベートとの両立が困難

● **現場で求められる能力と学んできたこと
のギャップ（卒業と同時に定員、業務内
容・責任は熟練者と同じ）**
→ 事故への不安

人員の不足
・看護師
・事務クラーク
・看護助手
・病棟薬剤師

卒後専門教育の機会不足
・キャリアアップのための教育
・新人看護師のための研修

ライフスタイルに合わない
勤務形態

出典：厚生労働省「コメディカル不足に関して」を基に作成

▶ 現在就業している看護師などが現在の就業先で勤務を続けている理由（複数回答）

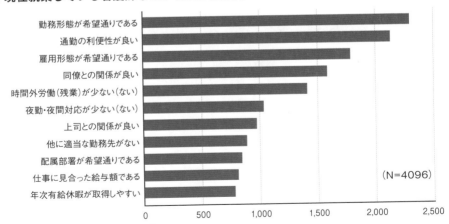

出典：厚生労働省「看護職員の現状と推移」

増える災害、そのとき病院は？

日本は、世界でも自然災害が特に多い国として有名です。その自然がもたらす災害への素早い対応次第で生死を分けることになります。そのとき、最も頼りにされるのが病院です。

災害が起きたときのために

地震などの大規模災害が発生した際、医療活動の中心となるのは被災地域周辺の医療機関です。医療活動を継続するには、前もって事業継続計画を作成するだけではなく、随時見直しをすることが必須となり、災害時医療で素早い決断をすることが大切です。

病院には災害時の情報収集と意思決定を行う「災害対策本部」の早急な開設が求められます。また病院としての機能を果たすため、できるだけ多くの職員を集められるように準備しておくのも重要です。看護師寮や職員寮を近隣に作っておくことも必須となるでしょう。国の「災害医療計画」においては、最低3日分の医薬品、医療材料、水と食糧が必要と決められています。誘導用看板やポール、トリアージタッグ、トリアージ用テントに対応可能なもの、その他備品も日頃から備蓄しています。

災害対策本部
大規模な災害時に対策を決定し、指揮をとる本部のこと。

トリアージタッグ
災害発生時などに多数の傷病者が発生した場合、傷病者の緊急度を重症度に応じて適切な処置や搬送を行うための傷病者の治療優先順位を決定する際に用いるタッグ（識別票）をいう。

トリアージ
大事故や大災害などで多数の傷病者が同時に発生した場合、傷病者の緊急度や重症度に応じて適切な処置や搬送を行うために傷病者の治療優先順位を決定すること。

災害、そのとき

万が一、災害が起きたら、医師や看護師との連絡、病院との連絡を確保します。けが人は病院前でトリアージを行い、治療を進めます。また、地域の災害医療計画のなかで、その病院がどんな役割を果たすかそれぞれのポジションを考えることも重要となるでしょう。二次災害として集団感染症が発生しないよう、災害時の感染対策を準備しておく必要があります。災害発生直後から数日以内には外傷を負った患者の割合が多く、血液・体液に接触する恐れがあります。復旧までは、感染症の患者が増加することを考えて、必要に応じて飛沫・接触予防策を追加します。

▶ 東京都の災害時の医療救護体制

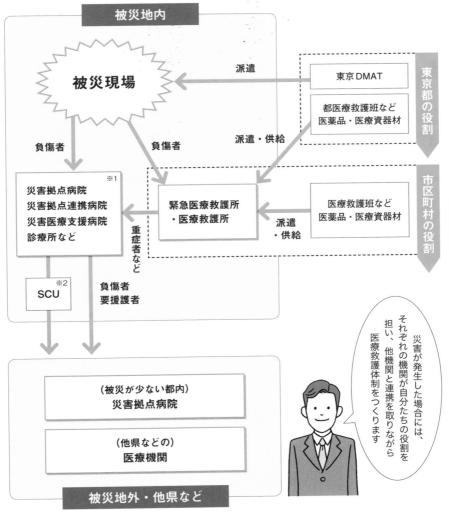

※1 災害拠点病院は主に重症者を、災害拠点連携病院は主に中等症者を受け入れる。
　　災害医療支援病院は、専門医療や慢性疾患への対応、その他医療救護活動を行う。
※2 SCU（Staging Care Unit）：広域医療搬送拠点臨時医療施設

出典：東京都防災HP「災害時の医療救護体制」を基に作成

病院で働きやすい環境をつくるために

「医療従事者が健康で安心して働くことができる職場環境の整備」をスローガンに、平成26年に医療機関の勤務環境改善に関する改正医療法が施行されました。

これは各医療機関がPDCAサイクルを活用して計画的に勤務環境改善に取り組むしくみ「勤務環境改善マネジメントシステム」というものです。

医療機関は、医師などをはじめ医療従事者の確保が困難な状況のなかにおいて高品質な医療提供体制を構築するため、勤務環境の改善を行う必要があります。医療従事者の安全が担保され、健康で安心して働くことができる環境整備を促進することが最優先課題ということになるでしょう。

厚生労働省が支援しているこの勤務環境改善マネジメントシステムとは、各医療機関において、医師をはじめとする、看護師、薬剤師、事務職員などの医療スタッフの協力を得て、自主的な勤務環境改善を促進することで、快適な職場環境を形成することです。

そうすることで、高品質な医療の提供と患者の安全と健康を担保することを目的としています。

都道府県ごとに、勤務環境改善に取り組む医療機関を支援するための「医療勤務環境改善支援センター」が設置されます。そこでは医療労務管理アドバイザー（社会保険労務士など）や医業経営アドバイザー（医業経営コンサルタントなど）が専門的・総合的な支援を行うというバックアップ体制を作り上げています。

日本では新しいことを受け入れる文化はあるものの、同時に古いものも捨てきれない性質を持ち合わせています。新・旧、それぞれがうまく融合して機能すれば、いい結果になるのではないでしょうか。

個人的には、テクニカルな施策よりも、働きたくなるような職場環境とは、①給与②福利厚生③院内教育・スキルアップ④ワークバランス⑤チーム医療の実践⑥職場の雰囲気⑦充実している院内設備⑧上司やボードメンバーの経営方針などが大切であると思っています。

第6章

病院の質は
どう守られている？

患者にとって何より気になるのが、その病院の医療の
質ではないでしょうか。安心して病院にかかれるよう、
法令や行政によってさまざまな規制が設けられていま
すが、それぞれの病院でも安全管理体制をつくろうと
しています。

Chapter6 01

医療の「質」を どのように評価するか

医療の質が高い、低いというときの「質」とは何でしょうか。それを科学的に評価するために活用されるのが「ドナベディアン・モデル」で、「構造」→「過程」→「結果」の3つの側面からアプローチする手法です。

3つの側面から医療の質を評価

医療の質を確保し、改善するためにはまず、医療の質を評価することが必要になります。その際一般的に活用されるのがアメリカのドナベディアンが提唱した「ドナベディアン・モデル」で、「構造（structure）」「過程（process）」「結果（outcome）」という3つの側面から医療の質を評価していく手法です。

「構造」「過程」「結果」が重要

1つ目の「構造」は医療を提供するために必要な人的、物的、組織的資源を指します。人的資源とは一病床あたりの医師や看護師の数、スタッフの専門性や常勤・非常勤の割合などです。物的資源は施設や設備の規模や数、医療機器の充実度、設備投資や人材育成への投資など財政面の要素も含まれます。組織的資源は、チームの在り方や組織運営の方法のことを指します。

2つ目の「過程」は医療従事者が行った診断や治療、手術、リハビリなどが標準的で理想的な手順で実施されたかを評価します。ここでは診療ガイドラインが1つの指標になります。また医療内容の適切性だけでなく、患者に対する接遇なども含まれます。

3つ目の「結果」は、実際に患者の病気が治癒したか、改善したかが評価されます。その際生存率や検査値の改善率だけでなく、再入院率や合併症発症率のような避けるべき結果を予防できたことも評価の対象となります。最近では患者満足度といった患者自身の評価も用いられるようになりました。

ドナベディアン・モデルでは、「構造」「過程」「結果」を把握して、それぞれの関係性を見て、医療の質の向上を目指す必要があるとしています。

ドナベディアン
医師・公衆衛生の学者。医療の質について論じた1980年の著書のなかで「構造」「過程」「結果」の3要素について紹介した。

診療ガイドライン
医療現場において、適切な診断と治療を補助することを目的として、診療の根拠や手順についての最新の情報をまとめた指針。判断材料の1つとして利用されている。

▶ 医療の質の評価

「対人関係的な質」

 「医療技術的な質」

構造

| 評判 | | 先進設備の有無 | スタッフ数 |

| 居心地・快適さ | | 標準治療が行われているか |

過程

| 丁寧な説明 | | 生存率 |

結果

出典：著者作成

▶ ドナベディアン・モデル

| 構造 | → | 過程 | → | 結果 |

どのような体制・環境か　　何が行われたか　　患者に何が起こったか

「生産される診療の質を高める基礎」

・先端の治療設備
・診療機器の有無・数
・スタッフの数
・専門医の数

「健康状態を改善するとされる診療」

・標準診療の実施
・治療適応は適切か
・フォローは適切か
・記録の過不足

「患者が良くなれば行われた診療も良いはず」

・生存率
・合併症発生率
・再入院率
・入院日数

出典：「第1回都道府県肝疾患診療連携拠点病院責任者向け研修会、国立がん研究センター　東 尚弘発表資料」より、許可を得て著者作成

Chapter6 02

インフォームド・コンセントとセカンドオピニオン

医師はどのような状況でも、患者に診断結果や治療法を説明する義務があり、患者の同意を得て、治療法を決定します。患者は治療方針などについて主治医以外に意見を求めることができます。

フェアな医療の提供は必須

　　かつては医師と患者との関係は非常にアンバランスでした。医師は絶大な権威を持ち、患者に対して診察を「してあげている」先生であり、患者は医師に尊敬の念をもってありがたく診察を受けたものでした。そのようにアンバランスな環境下においては、医療サービスを受けるのが精一杯で、正確な情報提供などは到底期待できませんでした。

公正な判断による医療サービスの提供

　　現在は、安全な医療を提供することが当たり前となり、医療提供側として医師も正確な医療情報を患者に対して提供することが義務付けられています。患者は決して受け身ではなく、医師から納得がいくまで、医療情報の提供を受けること（インフォームド・コンセント）が可能となりました。医療サービスの提供者と医療サービスの享受者の立場でオープンに意見を交換し合い、診断や治療指針に同意をします。また診断や治療指針に対しては、客観的なフィルターとして機能すべく、別の医療機関の医師に求める第2の意見（セカンドオピニオン）を取り入れることは必要であると思います。セカンドオピニオンを聞いた上で診断は正しいのか、自分に何がベストな治療なのかを見極めることが可能となるのです。主治医の治療方針に賛同して治療を受けても構いませんし、またセカンドオピニオンを聞いた後に、主治医が提案した治療方針に納得できず、また別の治療方針という選択肢がでてくるかもしれません。あくまでも選択肢を増やすことで正しい診断、そして納得のできる治療を受ける機会を増やすことができるようになったのです。

インフォームド・コンセント
手術などに際して、医師が病状や治療方針をわかりやすく説明し、患者の同意を得ること。

セカンドオピニオン
一人の医師の治療方針だけで決定せずに、別の医師の意見も聞いて患者が治療法などを決めること。

▶ インフォームド・コンセントを基本とした「患者の権利」

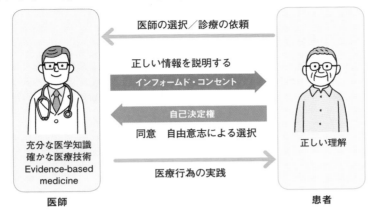

出典：独立行政法人国立病院機構 長崎川棚医療センター 「インフォームド・コンセント」を基に作成

▶ セカンドオピニオンとは

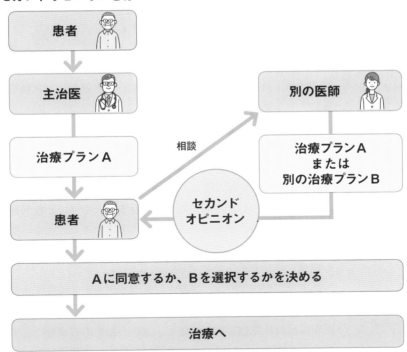

出典：独立行政法人労働者健康安全機構 熊本労災病院 「セカンドオピニオン」を基に作成

Chapter6 03

関係法令の順守を義務付けて 医療の質を担保する

病院は医療法をはじめ健康保険法、都道府県条例などの関係法令で定められた規定を守ることが義務付けられています。行政は定期的に立ち入り検査を実施し、法令の順守や管理体制を確認して、医療の質を担保しています。

病室の面積や廊下の幅まで関係法令で規定

医療法
病院、診療所、助産所の開設、管理、整備の方法などを定めた法律。1948年施行。

病院を運営管理するためには、医療法をはじめとする関係法令で定められている規定を順守することが求められています。その内容は構造設備や人員配置、診療体制、個人情報保護、検査関係、給食など多岐にわたっています。

必置施設
必ず有しなければいけない施設。

一般病床には必置施設として診察室、手術室、臨床検査施設、X線装置、調剤室などのほか、多数の施設が定められ、病室の面積や廊下の幅なども指定されています。

臨床検査施設
患者から採取した血液や尿、細胞を調べる「検体検査」や、心電図、脳波など患者の身体を直接調べる「生理機能検査」を実施する施設。

また、新型コロナウイルス感染者などが入院できる感染症病床には、一般病床の必置施設に加えてさらに強力な機械換気設備、滅菌設備、陰圧室などが必要とされ、外部と遮断された構造であることが求められます。

行政による定期的な立ち入り検査を実施

病院の人員配置基準は、一般病棟であれば「患者：医師＝16：1」、「患者：看護職員＝3：1」と決まっていて、薬剤師や栄養士などについての配置基準もあります。そのほか放射線や医薬品、医療機器の安全管理体制、院内感染対策などについても定められており、最近増加しているオンライン診療の実施についての規定もあります。

都道府県や保健所は、医療法に基づく立ち入り検査を原則として年1回定期的に実施し、関係法令が順守されているか、管理が適正に行われているかを確認し、改善のための指導を行っています。この検査の目的は、その病院が科学的かつ適正な医療を行う場にふさわしいかを判断することで、医療の質の向上にもつながっています。

▶ 関係法令による病院への指導・監査の流れ

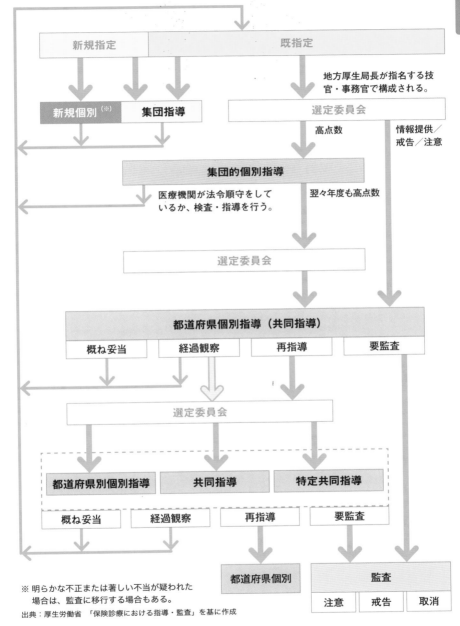

※ 明らかな不正または著しい不当が疑われた
　場合は、監査に移行する場合もある。

出典：厚生労働省 「保険診療における指導・監査」を基に作成

Chapter6 04

病院機能評価による 医療の質の評価

行政の検査とは全く異なる視点で、第三者機関による「病院機能評価」が実施されています。中立的な見地から"患者中心の医療"という視点を重視した評価が行われ、評価を通じて病院の質の改善を支援する取り組みです。

中立的、科学的、専門的な見地からの評価

（財）日本医療機能評価機構は、1997年から「病院機能評価」を実施しています。これは一般病院、リハビリテーション病院など機能別に7種に分類された病院を対象とし、組織全体の運営管理や提供される医療について中立的、科学的、専門的な見地で評価するものです。

その評価は、病院組織の基本的な姿勢、診療・ケアにおける確実で安全な実践など4つの領域にわたり、患者中心の医療という視点が重視されることが特徴です。

客観的な現状把握と具体的な改善目標

「病院機能評価」は義務ではなく、病院の自発的な申し込みに基づくもので、病院の状況を一定の書式に記した書面審査と、サーベイヤー（評価調査者）が病院に出向く訪問審査を実施します。その結果、医療サービスを提供する体制が整備されていると判断されればその病院は「認定」され、外部に向けて「認定病院」であることをPRできます。認定期間は5年です。

ただし受審費用が高額なことや、審査準備に時間と労力がかかることもあって受審率は伸び悩み、認定病院の割合は全国の病院の4分の1程度にとどまっています。

しかし受審した病院が現状を客観的に把握でき、具体的で現実的な改善目標を設定しやすくなるというメリットがあります。また、改善策について相談や助言を受けることもできます。その結果、医療の質が向上したり、職員の意識改革につながったりすることが期待されます。

（財）日本医療機能評価機構
1995（平成7）年に設立された公益財団法人。病院機能の評価などの事業や評価調査者の養成事業などを行っている。

サーベイヤー（評価調査者）
「診療管理」「看護管理」「事務管理」の3つの専門領域があり、病院の管理職としての経験や専門的な知識が必要とされる。

▶ 病院機能評価による評価対象領域

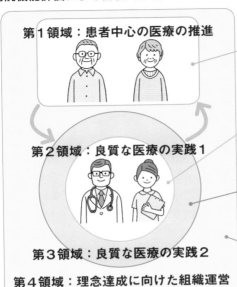

第1領域：患者中心の医療の推進

第2領域：良質な医療の実践1

第3領域：良質な医療の実践2

第4領域：理念達成に向けた組織運営

第1領域
病院組織の基本的な姿勢
患者の安全確保などに向けた病院組織の検討内容、意思決定

第2領域
病院組織として決定された事項の、診療・ケアにおける確実で安全な実践

第3領域
確実で安全な診療・ケアを実践する上で求められる機能の各部門における発揮

第4領域
良質な医療を実践する上で基盤となる病院組織の運営・管理状況

出典：公益財団法人　「日本医療機能評価機構HP」を基に作成

▶ 病院機能評価による審査の流れ

申込	申込画面 申込状況・申込時期について
受審準備	手続き 院内の準備
書面審査	現況調査票 自己評価調査票
訪問審査	1日目 2日目 ケアプロセス調査
審査後の流れ	審査後の手続きなど
認定期間中の確認	

○○病院

対応できる疾病、または治療内容などをチェックシートに記入して提出する

サーベイヤーが病院に出向いてチェックシートどおりに行われているか確認する

出典：公益財団法人　「日本医療機能評価機構HP」を基に作成

Chapter6 05

医療安全の確保のために創設された「医療事故調査制度」

1999年に横浜市立大学病院で患者を取り違えて手術した事件や都立広尾病院事件などの医療事故が続いて医療安全に対する関心が高まり、2015年、医療事故の再発防止を目的とした「医療事故調査制度」が施行されました。

医療事故の調査に第三者機関が関わる制度

都立広尾病院事件
1999年、都立広尾病院にて、看護師が誤って消毒液を点滴したために患者が死亡した事件。

医療事故調査・支援センター
医療法の規定に基づいて、厚生労働省が指定する。2015年、一般社団法人「日本医療安全調査機構」が指定を受けた。

医療事故調査制度とは、医療法の改正に盛り込まれた制度で、医療機関で行われた医療行為に際して患者の死亡事故や死産が起きた場合に、第三者機関である「医療事故調査・支援センター」（以下、センター）に報告した上で、病院内で調査を行い、遺族に報告する制度です。ただし、この制度が適用となるのはあくまで「予期していなかった」ケースであり、あらかじめ患者に死亡のリスクが伝えられていた場合などには適用されません。

目的は医療事故の再発防止

医療事故調査制度に基づく対応の流れを見ていきましょう。医療機関が医療事故であると判断したら、まず遺族に対して「医療事故調査」を実施することを説明し、センターにも調査を行うことを報告します。

その後病院内に「院内調査委員会」を設置して、診療に関する記録を確認したり、その医療に関わった医療従事者、遺族などに事情聴取を行います。さらに解剖結果や死亡時の画像検査結果を調べたり、医薬品、医療機器、設備の状況を確認し、血液や尿などの検査も分析して保存します。これらの調査の結果を遺族に説明するとともに、センターに報告書を提出します。

なお調査に関しては医師会など支援団体からのサポートを受けることができます。もし遺族が調査結果に不服を持った場合にはセンターに再調査を求めることもできます。

センターでは調査報告を収集・分析することで再発防止につなげ、医療の安全確保に役立てています。

▶ 医療事故調査制度

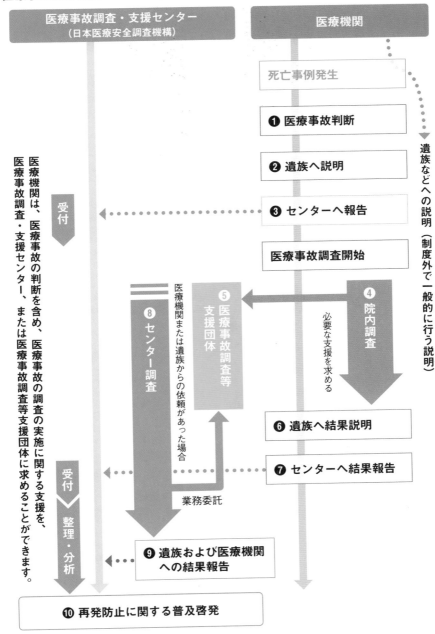

出典：「医療事故調査・支援センターの資料」を基に作成

Chapter6
06

各病院で整備が進む
医療安全管理のための体制づくり

医療の質を確保して、安全な医療を提供するためには、各病院の組織体制の整備が不可欠です。医療法においても、安全管理のための指針整備や委員会の開催、職員研修、事故報告と改善策の検討などが義務付けられています。

ヒヤリ・ハット報告の収集が重大事故を防ぐ

医療事故はヒューマンエラーによるものが多いとされますが、ヒューマンエラーは誰でも起こす可能性があり、防止するためにはチームや組織全体の体制の改善が求められます。また、1件の重大事故の背景には29件の軽微な事故、さらに300件のヒヤリ・ハットが存在するという「ハインリッヒの法則」から、インシデント報告の収集・分析が医療事故防止に役立つことは明らかです。

事例報告・分析などを行う委員会の開催

病院において、医療安全管理に携わる人員の配置が医療法で定められており、専従の「医療安全管理者」や各部門の安全管理責任者が配置されています。その職員をはじめ、医師、看護師、薬剤師、事務職などの多職種が参加して「医療安全管理室」（名称は病院によって異なる）を立ち上げ、安全な医療を提供するために幅広い活動を展開しています。

その役割の1つがさまざまな委員会の開催と運営です。インシデント・アクシデントの事例報告や分析、改善策の検討を行う委員会を定期的に開催し、職員への周知を行っているほか、重大事故の場合は院内調査を実施するための委員会も立ち上げて運営しています。

また、医療事故が起きたときの対応フローチャートに代表されるマニュアルの改訂や周知も役割の1つです。医療安全推進のための職員教育・研修会も開催しています。その他にも「誤薬防止ワーキング」「転倒転落防止ワーキング」などワーキンググループの運営も行っています。

インシデント
事故につながる可能性のあった出来事。ヒヤリ・ハット。

医療安全管理者
適切な研修を受けた医師、看護師、薬剤師などの医療有資格者。

アクシデント
病院業界では医療事故のこと。医療の過程で発生する事故。

ワーキンググループ
特定の問題の調査や計画の推進のために設置された部会。

▶ 各病院で整備が進む医療安全管理のための体制づくり

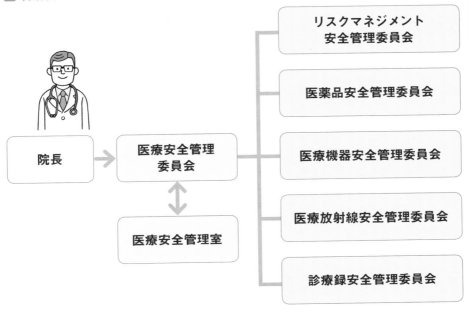

安全管理	
医療安全管理委員会	院内の各部門を統括して、事故防止・医療安全管理について病院全体の中枢となる組織。事故の防止に関して病院としての明確な決定権を有する
医療安全管理室	医療事故、コードブルー、合併症・特異事例の検証ならびに防止策の検討。医療事故対応。ヒヤリ・ハット事例の検討ならびに医療安全の啓蒙活動を行う
リスクマネジメント安全管理委員会	院内で起こったインシデントや事故を吸い上げ、その対策を検討し、指導する役割を果たす
医薬品安全管理委員会	医薬品の安全使用・管理のための責任者配置、研修、業務手順書などの作成を行う
医療機器安全管理委員会	医療機器の保守・点検および不具合などの調査、医療機器安全使用のための啓蒙活動を行う
医療放射線安全管理委員会	放射線診療を受ける患者の安全を確保することが目的、放射線作業従事者の安全を確保をする
診療録安全管理委員会	医師、看護師をはじめとする医療スタッフの記録を医療従事者すべてにおいて情報を共有することができ、より迅速な医療サービスの提供を可能とする

出典：著者作成

Chapter6 07

医療安全管理の事例紹介

医療安全管理について、大手医療グループの基幹病院（170床）の事例を紹介します。医療安全管理部を立ち上げて職員教育や医療安全管理規定の策定などを行ってきましたが、薬剤紛失事故が発生し、改善策を講じました。

医療安全管理部
医療安全確保のための活動を行い、組織横断的に医療安全対策を推進する組織。事故の調査、解析、改善策の立案などを行う。

医療安全管理委員会
医療安全管理対策を総合的に企画、実施する。院内全体の医療安全管理体制を確保するための組織。

医療安全管理者
医療安全管理委員会の中心的役割を担う。事故が起きた現場にタイムリーに出向き、直ちに事故内容の把握、原因究明、改善策の立案を行う。

定数配置薬
一定数量を病棟に配置し、使用分を補充する薬品。

医療安全管理部が、職員教育や啓発活動を実施

この基幹病院では、医療法に準じて医療安全管理委員会の人員配置を行っています。例えば事務長が医療安全管理委員会の取りまとめを行い、看護部長が医療安全管理者を務め、薬剤部長や放射線技師などが各部門の安全管理責任者として参加しています。

また医療安全管理部を立ち上げ、医療安全に関する知識や技術を全職員に習得させるために、研修などの教育を継続的に実施してきました。また院外の情報を収集して掲載した「医療安全管理月報」を発行して啓発に努めたり、「医療安全管理規定」を策定し、随時改訂しています。

薬剤紛失事故に対して講じた改善策

上記のように医療安全対策は万全のはずでしたが、ある日病棟で管理していた薬剤が紛失する事故が発生しました。副看護部長が抜き打ちチェックを行った際に、解熱鎮痛剤の在庫数が足りないことが判明したのです。基本的に薬剤の管理はその日のリーダーが担当していましたが、業務に追われて管理が雑になることが頻繁にありました。

そこで改善策として、医薬品の管理に関する院内ルールを見直し、防犯体制を強化するため、医薬品は使用直前まで施錠管理することに決まりました。また定数配置薬の管理や使用前の医薬品の外観確認などを徹底するようにしました。

さらに第三者による医薬品の定期的なチェックも受けることになりました。毎日朝礼で医薬品安全管理について呼びかけを行うなどの対策を講じたところ、医薬品安全管理に対する意識の向上が見られ、医薬品管理精度も高くなりました。

■ ある病院での事例

─ 事故発生 ─

- 平成29年5月　数種類の点滴静注液を間違って混合
- 平成30年11月　病棟で管理されている薬剤の紛失（複数回）

病棟管理薬剤の管理はその日のリーダーが担当となっていたが、雑務に追われ、また日勤から夜勤に勤務交代になる際に、業務遂行が雑になることが頻繁にあった。

─ 改善策 ─

- 医薬品の管理に関する院内ルールの見直し
- 使用直前までの医薬品の施錠管理
- 定数配置薬の配置・管理
- 使用前の医薬品の外観確認など
- 防犯体制の強化など医療職全員への啓蒙活動

毎日、朝礼での啓蒙活動により、医薬品安全管理に対する意識の向上が見られた。また、他職種（第三者）からも定期的なチェックを受けることにより、医薬品管理精度も高くなった。

出典：著者作成

■ 医療安全管理フロー

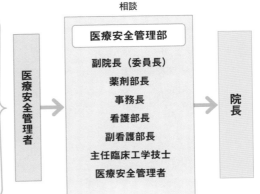

出典：著者作成

健康に、きれいになれる メディカルツーリズム

　私は、2009年に厚生労働省が提唱したメディカルツーリズム推進事業に参画しました。当時、海外から日本に健康診断を受けに来るのは珍しかったのですが、中国人富裕層が主体となって健康診断を受診するために来日していたのです。渡航費を払って来日し、人間ドックを受診するということ自体がとても珍しかったこともあり、当時、マスコミも特集を組んでいたのを思い出します。

　当時中国では、日本の医療機関で健康診断を受けること自体がステイタスであったため、破格の金額にもかかわらず、中国人富裕層が殺到して健康診断の予約も争奪戦となっていきました。中国人富裕層は気に入れば、毎年健康診断を受けに行きます。日本のおもてなし文化である顧客を飽きさせない企業努力が功を奏したのです。

　当初は男性複数人または会社単位がグループとなり、休みをとって日本に来て健康診断を受け、帰っていました。しかし、何度か経験すると、通常の健康診断には飽きたらず、プレミアムな待遇を欲していたようで、日本側もそのニーズに対応することにしました。

　来日の際には本人だけでなく、彼女や奥さんも同行し、健康診断を受けます。自分が健康診断を受ける場合には同行中の彼女や奥さんには健康診断はもちろんのこと、日本でしか受けられない美容の施術などを体験してもらいます。ビューティーサロンやエステティックサロンは言うまでもなく、美容整形に行き、きれいになることが第一目標なのです。

　男性は自分たちが健康診断を受けている間に彼女や奥さんをより美しくするために美容施術をさせて彼女たちの満足度を高めるわけです。最近ではアンチエイジング施術を受けるのが人気のコースとなっています。

　自分自身はもちろん、彼女や奥さんと一緒にアンチエイジングの施術を受けて、美味しい日本食を食して素晴らしいホスピタリティーのあるホテルに宿泊をして帰っていくわけです。そのような貴重な体験が中国富裕層の気持ちをくすぐり、また日本に戻りたいという気持ちを起こさせてリピートを促してきたのです。

第 7 章

病院業界の経営

病院は一般の企業と違って、何よりも患者の健康と命が大切です。しかし、病院の経営状態が良くなければ、質の高い医療サービスを提供することはできません。病院業界ではどのようにして健全な経営を行おうとしているのか見てみましょう。

Chapter7 01

病院業界の経営

病院と一般企業では設立目的も経営理念も異なります。病院は国家資格者の集まりという特殊な環境において、経営は医師が担い、病院経営という独自のルールに従って経営を行います。

病院と企業との違い

企業は営利を目的として一定の計画に従って経済活動を行う経済主体です。もちろん病院も経営を存続させていくためには営利目的ということになりますが、そもそもの成り立ちが異なります。病院はあくまでも患者の命と健康が最優先の経営理念になります。病院の利益追求よりも、まずは患者により安全な医療を提供することが第一ということです。また医療法人は一般企業と異なり、余剰金の配当をすることはできません。なお、一般企業では内部留保した金額には税金がかかりますが医療法人では留保金課税がありません。ただ一般企業と違い、医療法人には事業上の制限があり、医療法人は医療法に規定されている以外の業務または本業に附帯する業務しか行うことができません。

内部留保
企業が生み出した利益のうち社内に蓄えられるお金。

外的要因に影響を受けやすい業界

病院経営において気を付けなければならないこととして、病院経営は周囲を取り巻く環境に大きく影響を受けやすい体質だということが挙げられます。一般企業との大きな違いは、収入の柱が保険診療からの収入であるということです。これはメリットでもデメリットでもあります。

病院は2年毎に施行される診療報酬改定の内容次第で大きく収益が変わってきます。そのときの時代背景によって、変動する社会情勢や経済状況が反映されるので、定期的な情報収集は欠かせなくなっています。また政府の意向に沿うよう、経済的誘導策を発令することも散見されます。病院という特殊な環境下においては、日頃からの情報収集はもちろん、診療報酬改定の先読みを行って、病院の経営戦略を策定していかなければなりません。

▶ 医療機関の開設可能な非営利法人とは

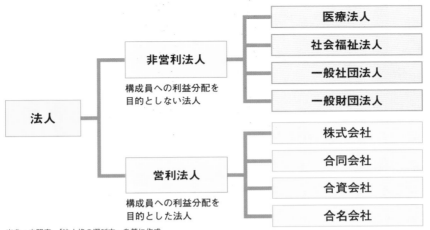

出典：内閣府 「法人格の選び方」を基に作成

▶ 病院の医業利益率の推移

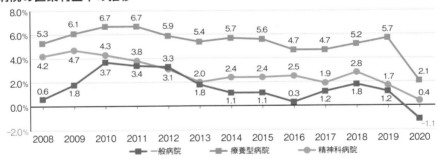

出典：独立行政法人 福祉医療機構 「2020（令和2）年度病院の経営状況」

▶ 黒字・赤字病院割合の推移　病院類型別

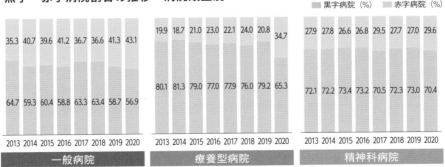

2020年はコロナ拡大の初期であり、コロナの影響による受診控えが要因で各病院の医業利益率は大きく低下した。

出典：独立行政法人 福祉医療機構 「2020（令和2）年度病院の経営状況」を基に作成

Chapter7
02

赤字に苦しむ病院

病院が赤字経営になるのは医師をはじめとした医療従事者の高い人件費率だといわれています。効率的な診療や病床稼働率とのバランスをうまくとることがポイントになってきます。

医療従事者の給与は人件費を圧迫する

病院は、有資格者（国家資格者）の労働集約型の典型的な法人です。そもそも病院に勤務するためには、有資格者（国家資格者）になるための専門教育機関に入学する専門知識と資格取得までの期間が必要となります。また資格を取得したとしても、一人前といえる技術習得までにはある程度の就労期間を必要とします。

そのような業界特有な環境では、完全な売り手市場として各病院の争奪戦となることが予想され、職種によっては病院に対して慢性的に足りないこともあります。

そのような経緯もあり、医師、看護師をはじめとする医療従事者を獲得するためには、市場原理的にも人件費を増加せざるを得ない傾向にあります。

今後の赤字対策とは

新型コロナウイルス感染症の影響により、病院の経営状況は著しく悪化し赤字幅拡大となり、国からの支援は必要不可欠となりました。相反するようですが、医業は非営利法人とはいえ事業体である以上、事業継承するにあたって病院を継続的に存続させるべく利益を出すことは必須となります。収益確保策には入院病床稼働率を常にチェックすることです。高騰する人件費であっても適正化を行うことは必要不可欠です。コロナ禍の影響を受けて、患者の受診控えや自院の受診制限などで赤字となった病院も少なくありませんが、新型コロナウイルス感染症対策を万全にすることは当然のこととして、人材育成も忘れてはいけません。良い医療スタッフが患者の満足度を上げ、リピート率を上げる要因となり、健全経営の要となります。

有資格者（国家資格者）
医師、歯科医師、歯科衛生士、看護師、助産婦、保健師、理学療法士、作業療法士など病院になくてはならない資格保持者。

労働集約型
人間の労働力による業務の割合が大きい産業のこと。人件費率が高くなる。

入院病床稼働率
病院の病床がどの程度効率的に稼動しているかを示す数字。

▶ 2020年度（平成2年度）病院の経営状況

区分		一般病院（n=615）			療養型病院（n=303）			精神科病院（n=205）		
		2019	2020	差 2020-2019	2019	2020	差 2020-2019	2019	2020	差 2020-2019
1床当たり収支状況										
医業収益	千円	22,052	22,063	10	11,174	11,325	152	6,424	6,378	△45
うち入院診療収益・室料差額収益	千円	15,462	15,217	△244	9,116	9,247	131	5,457	5,442	△15
うち外来診療収益	千円	5,704	5,530	△174	1,315	1,281	△34	781	744	△37
医業費用	千円	21,737	21,951	213	10,549	10,835	286	6,314	6,329	14
医業利益	千円	315	112	△203	625	490	△134	109	50	△60
構成比等										
医業費用の医業収益に対する割合 / 人件費	%	52.7	53.6	0.9	59.5	60.6	1.1	62.7	63.8	1.1
医療材料費	%	21.2	20.7	△0.5	7.8	7.9	0.1	6.6	6.5	△0.0
給食材料費	%	1.6	1.6	△0.0	3.4	3.4	0.0	5.6	5.6	0.0
経費	%	18.0	18.6	0.6	19.4	19.4	0.0	18.7	18.5	△0.2
減価償却費	%	5.0	4.9	△0.0	4.3	4.3	△0.0	4.7	4.7	△0.0
計	%	98.6	99.5	0.9	94.4	95.7	1.3	98.3	99.2	0.9
医業収益対医業利益率	%	1.4	0.5	△0.9	5.6	4.3	△1.3	1.7	0.8	△0.9

新型コロナウイルス感染症拡大の影響を受け、スタッフ増員が必須となり、また消耗品などのコストも上がり経費増大となったため、いずれの病院類型でも減益となった。

出典：独立行政法人 福祉医療機構 「2020（令和2）年度病院の経営状況」を基に作成

▶ 一般病院の医業収益の変化の構成割合（前年同月比）

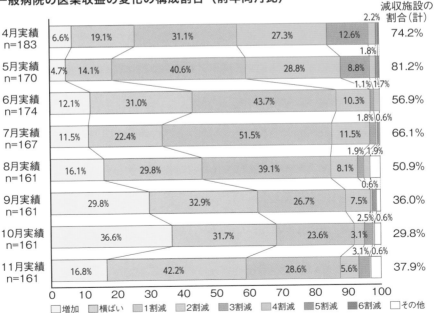

新型コロナウイルス感染症の影響で4月、5月は3割以上減収した病院が多かったが、月を追うごとに状況を取り戻し、9月頃からは収益をあげる病院も増える結果となった。

出典：独立行政法人 福祉医療機構 「病院経営動向調査（2020年12月特別調査）の概要」を基に作成

Chapter7 03

未払い問題はどう解決する？

病院経営において、大きな問題は医療費未払いによる「未収金回収」です。厚生労働省は医療機関の未収金問題に関する検討会を定期的に開催してきましたが、解決していません。

未収金が発生する背景とは？

昭和24年の厚生労働省医務局長通知
病院は医療費の不払いにより直ちに診療を拒むことができないというもの。

昭和24年の厚生労働省医務局長通知により、医療費を支払わない患者に対しても診療行為を提供せざるを得ないという慣習が今でも残っています。未収金発生要因としては、上記の患者優遇制度を逆手に利用している意図的な患者の不払い・未払いをはじめ、故意な保険資格喪失後の受診や会計時の誤計算などさまざまな理由があります。また、患者負担割合の増加、低所得者層の増加、診療内容への不満を起因とした医療費の不払い・未払いなども未収金問題をより深刻化させています。

病院経営を圧迫する未収金問題

四病協
日本医療法人協会・日本病院会・全日本病院協会・日本精神科病院協会の四団体のこと。

医療機関の未収金問題に関する検討会
厚生労働省が設置した検討会。

窓口での自己負担金未払いの増加は、年々増加傾向にあり、医療経営を圧迫する問題として避けては通れません。四病協における加盟病院を対象とする未収金実態調査が行われた結果、なんと施設の93.5％に未収金が発生しており、年間累計額で約219億円が未回収となっているのです。まさに未収金の問題は悪化の一途をたどっています。厚生労働省は「医療機関の未収金問題に関する検討会」を立ち上げ、定期的な検討会を開いたものの抜本的な問題解決までには至っていません。自費（保険外診療）などの高額な治療を実施する病院・診療所（クリニック）においては、未収金が高額になるケースが多いようです。

未収金回収に労力を費やすよりも、そもそも未収金を発生させないような対策を考えることが必要です。医療提供側としては、情報提供不足および保険算定を時間内に間に合わせることが大事ですし、患者側の発生原因である所持金不足や支払い意思欠如への対応策が必須となるでしょう。

▶ 未収金の分類

分類	説明
1	保険者負担の未収金（請求忘れ）
2	患者負担の窓口未収金（支払い忘れ、故意に支払わないなど）
3	医業外未収金（自動販売機など、医業以外での収入の未収金）
4	クレジット未収金（入金されない）

出典：厚生労働省「令和元年度医療施設経営安定化推進事業 病院経営管理指標及び医療施設における未収金の実態に関する調査研究」を基に作成

▶ 未収金対策の例

未然対策
- マニュアル、説明書、フローの作成と院内周知
- 預り金、誓約書、保証金、連帯保証人の制度化
- 支払方法の多様化（カード払、分割払、振込）

水際対策
- 保険証確認の励行
- 預り金、誓約書、保証金、連帯保証人設定の確認
- 過去未納金の診療前精算、退院時全額精算

発生後対策
- 未収金管理システムの構築
- 未収金回収実務（電話連絡、家庭訪問、書面請求）
- 公的制度などでの補填（救急医療損失補填制度、外国人未払医療補填制度の利用）

発生後対策（回収難航ケース）
- 内容証明郵便の発送
- 債権回収業者の活用など外部委託
- 法的手続き（少額訴訟、支払督促、民事調停、民事訴訟、強制執行手続きによる債権回収など）

出典：厚生労働省 「医療施設経営安定化推進事業 医療施設における未収金の実態に関する調査研究」を基に作成

Chapter7 04

経営改善のために必要なこと

病院経営を改善するために必要なのは現状認識です。医師として多忙を極めてしまうと、医療人の立場でしか物事を見られなくなってしまうこともあります。経営理念と医療方針の両方の視点が大切です。

現状認識の大切さ

病院経営にとって、病院の存続を支える経営課題の改善は必須です。診療報酬改定の度に利益は圧縮されていくので、今は経営状態が良いとしても、現状維持では先細りになっていくばかりなので、経営改善の目的である経営課題の解消や利益の最大化を目指さねばなりません。

病院の経営課題は現場にあり、経営の根幹である本部をはじめとした組織づくり、システム構築から始まります。医療の収益改善を効率的に行うためには、病床や診療の再確認と再編成、端的に言えば病床使用率を上げることが大事です。それは組織力強化であり、組織のパフォーマンスを上げることです。ところが、経営改善の実践度が不十分なだけでなく、経営改善の計画すらない病院も珍しくないのが現状です。経営改善なくして病院の成長はあり得ません。

良い診療を提供しているだけでは経営改善にはならない

病院が経営危機に陥る最大の理由は経営課題の見落としです。経営課題を解消するべく経営改善を放棄してしまっては、病院経営はうまくいきません。また、医師にありがちな思いつきや、誤った認識での経営改善もとても危険です。病院が成長するよりも売り上げは悪くなってしまうでしょう。病院経営を改善するために必要なのは、経営実態の正しい把握、経営戦略の見直し、職員の生産性向上、コストの適正化、組織マネジメントとなります。それはつまり医療機関として一番の売りである診療が高品質であること、患者サービスが優秀であることは当たり前だということです。

利益は圧縮されていく
少子高齢化により社会保障制度は厳しい状態にあり、国は診療報酬改定でマイナス改定を行い、社会保障制度を維持しようとするが、病院にとっては利益の圧縮になっていく。

経営戦略
事業の経営目標を達成できるようにするための方策のこと。

▶ 経営改善のために必要なこと

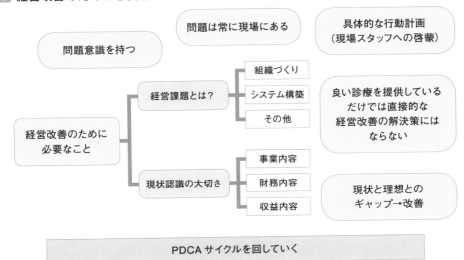

出典：著者作成

▶ PDCAサイクル

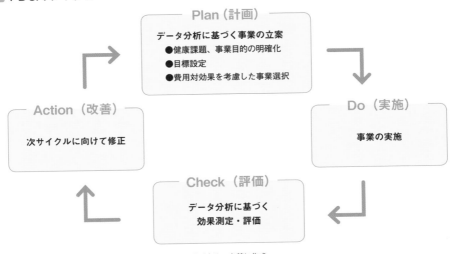

出典：日本赤十字社　「熊本健康管理センター PDCAサイクル」を基に作成

Chapter7
05

病院に求められる業務の効率化

**病院は一般の企業とは違い、収益よりも患者の命や健康が最優先になります。
しかし、経営が安定していなければ、質の高い医療サービスを提供すること
はできません。**

それぞれの業務が混在している現場

　病院においては、常に患者が最優先となっています。医療従事
者として病院内で勤務している職員は、それぞれ職種が異なって
いれば、業務内容も異なっています。

　さらに業務の対象となる患者に対して、異なる多職種がほぼ同
時に業務を行うので、業務が滞ったり、業務の抜けが生じたりす
ることもあります。

　さらに業務効率が低かったり、生産性が低かったりすれば、利
益率も低下し、医療サービスの品質も低下して病院経営にも影響
してきます。医療サービスの品質が低下すると、病院からの患者
離れが発生するようになります。そうすると、自ずと収益は悪化
して、赤字に転落してしまいます。

医療系職員と事務系職員との役割分担

　病院では良質な医療を継続的に提供するという理念を持って、
医師をはじめさまざまな医療専門職が業務に専念することで、効
率的な業務運営を行うことが大切です。そのために、事務職員が
適切な役割分担を行うことによって医療専門職をバックアップし、
病院全体の組織を効率的に運営していきます。そのような地道な
努力が、病院組織を盤石なものとしています。また、事務職員の
サービスの向上は、患者満足度が高まることにもなります。

　一方、医師や看護師、薬剤師、検査技師、理学療法士、放射線
技師など、コメディカルを中心として一連の流れを持った業務が
流れていきます。これらの業務もスムーズに流れるように各職種
間の密な連携はもちろん、院内における所属部署の配置、動線も
無駄なく配置することが病院経営を支える根幹となります。

コメディカル
医師や歯科医師の指
示の下に業務を行う
看護師、理学療法士
などの医療従事者。

動線
建物の中を人が自然
に動くときに通ると
思われる経路。

▶ 病院は患者を中心とした現場

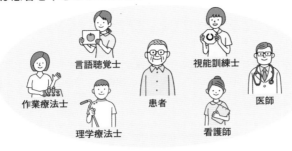

言語聴覚士　視能訓練士
作業療法士　患者　医師
理学療法士　看護師

▶ 病院内役割分担

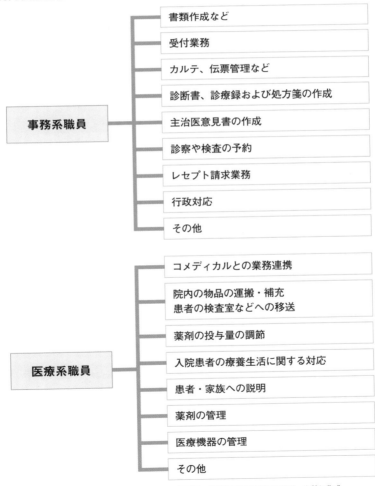

事務系職員
- 書類作成など
- 受付業務
- カルテ、伝票管理など
- 診断書、診療録および処方箋の作成
- 主治医意見書の作成
- 診察や検査の予約
- レセプト請求業務
- 行政対応
- その他

医療系職員
- コメディカルとの業務連携
- 院内の物品の運搬・補充　患者の検査室などへの移送
- 薬剤の投与量の調節
- 入院患者の療養生活に関する対応
- 患者・家族への説明
- 薬剤の管理
- 医療機器の管理
- その他

出典：厚生労働省　「医師及び医療関係職と事務職員等との間等での役割分担の推進」を基に作成

病院も求められるブランディング

病院は医療法において広告規制があります。しかし宣伝をしてはいけない、何もできないということではありません。病院は、差別化を狙い、病院のイメージ戦略を考えなければいけません。

選ばれる病院

病院を取り巻く環境は大きく変化してきています。これまで病院は「待ち」の体制であって、病院側から積極的に患者に対する情報提供やアナウンスはありませんでした。しかしながら、インターネットなどの普及により患者が医療機関を選択する基準が大きく変化してきました。ただ病気を治すという点で、他の病院と比較して自院との差別化を打ち出すことは簡単なことではありません。もちろん病気を治すことが一番であり、安全、安心、高品質を重視するのは当たり前のこととして、患者から選ばれる病院になるために差別化を図るにはどうすればいいのでしょうか？

情報提供やアナウンス
医療法により病院は広告や宣伝を行うことができないが、インターネットの普及により患者の書き込みが結果的に病院の宣伝となるようになった。

病院のブランディングは大事

さまざまな情報が飛び交うネット社会において、患者は各自の価値観を持ち、各自の視点で病院を選択します。では、他の病院との差別化を図り、選ばれる病院になるためには何をすればいいのか？　それには病院のブランディングが必要となってきます。病院では軽視しがちなことですが、患者の声が反映されやすい口コミが挙げられます。SNSやコミュニティーサイト、ブログ、ランキングなど、患者同士の情報交換など、頻繁に情報は更新されています。しかしながらネットでの口コミや低評価に対して、何の対策もしていない病院は少なくありません。また離職率を改善し、スタッフにも選ばれる病院になることは大事です。そのためには口コミを改善させるべく、患者の満足度のアップが必要となってきます。患者が良し悪しを判断するのは患者の肌感覚です。病院における画一化された高品質な医療サービスの提供、医師をはじめとする医療スタッフの一体感が共感を生むのです。

ブランディング
独自の特徴をつくって、顧客に共感や信頼、価値観を感じてもらうこと。

▶ 外来ー入院別にみた病院を選んだ理由（複数回答） 令和2年

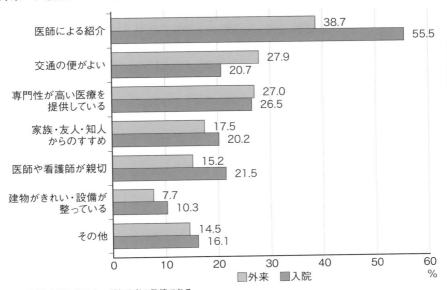

注：「病院を選んだ理由」がある者の数値である。
出典：厚生労働省 「令和2（2020）年受療行動調査（概数）の概況」

▶ 病院のブランディングとは

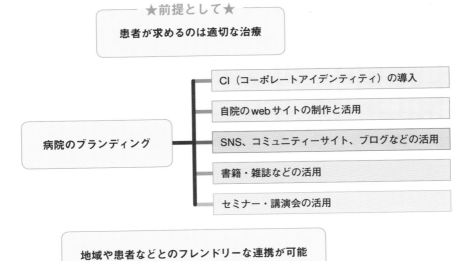

出典：著者作成

Chapter7
07

在宅医療・遠隔医療の増加

新型コロナウイルス感染症拡大をきっかけに広がりを見せている在宅医療と、一気に普及し始めた遠隔医療（オンライン診療）がさらなる医療の可能性を広げていくことが予想されます。

高齢者のニーズは在宅医療

今後、高齢者人口が右肩上がりに増えていき、高齢者にとって必要不可欠な医療と介護とのサービスの需要も増えていくことは容易に予想できるでしょう。また内閣府や厚生労働省のデータによると、高齢者の介護が必要になったときには、国民の半数以上の56％が自宅での介護を望んでおり、完治が見込めない病気の場合に迎えたい最期の場所にも自宅を選んでいます。そのなかで、地域包括ケアシステムは、住まい、生活支援・福祉サービスをベースとして、それぞれ医療、介護、介護予防の専門的なサービス提供を行います。医療機関は医療と介護を提供できる立ち位置にあるので、在宅医療をはじめとして訪問看護、訪問介護、訪問リハビリなどのサービス提供を行うことが可能となります。

訪問看護
介護保険サービスの1つで、在宅で医師の指示のもと、看護師が医療的ケアを行うこと。

訪問リハビリ
介護保険サービスの1つで、自宅に理学療法士などが訪問し、リハビリを行うこと。

コロナ禍での遠隔医療の普及

一方、コロナ禍以前までは、診察時において、患者と向き合って対面での医療サービス提供が当たり前であったものが、診療行為という概念が180度変わってしまいました。医師と患者と対面、接触せず、間接的でも成立する遠隔医療（オンライン診療）が導入されました。新型コロナウイルス感染症を機に、医療の提供者と患者との関係が変わってきています。実際に遠隔医療（オンライン診療）の普及が実現的なものとなりましたが、これは通信技術などの技術革新があってこそ、短期間で普及することができました。これを機に、これまで物理的に診療サービスの提供ができなかったへき地医療などの対応もスムーズにできるようになりましたし、また法的な規制もハードルが低くなり、これからに多くの期待が寄せられています。

▶ 在宅医療を受けた推計外来患者数の年次推移

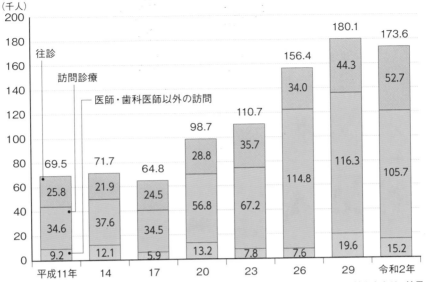

平成20年からは増加しているが、新型コロナウイルス感染症の影響を受けて、受診控えとなり、結果として令和2年では減少している。

出典：厚生労働省 「令和2（2020）年患者調査の概況」を基に作成

▶ 今後のオンライン診療に関する検討のスケジュール（案）

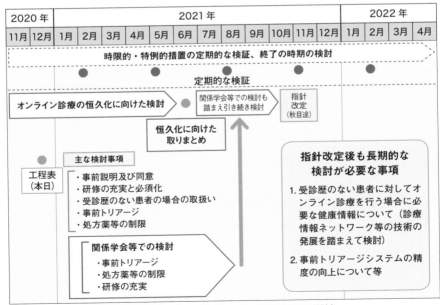

出典：厚生労働省 「第13回オンライン診療の適切な実施に関する指針の見直しに関する検討会
今後の検討のスケジュールについて」を基に作成

Chapter7
08

医業外事業の展開

保険診療以外で収益をあげるため、自費診療をはじめとして、健康診断や人間ドック、企業の産業医、あるいはMS法人という民間会社を設立して医療サービス以外の事業をすることもあります。

医業以外の事業は可能なのか？

医業
医師法（昭和23年法律第201号）第17条に「医師でなければ、医業をなしてはならない。」と規定されている。

介護医療院
2018年に新設された介護施設。長期的な療養を必要とする要介護者に、医療的なケアや介護を提供することを目的とする施設のこと。

病院経営は医行為（医療行為）を行う医業であり、国公立や社会保険関係団体を除いた民間経営の医療機関の場合は、個人や医療法人での開設が大半を占めています。そういった状況下において、医療法人が実際に行える事業の範囲は非常に限定的です。まず医療法で定められている医療法人の業務範囲としては、本来業務としての病院、診療所、介護老人保健施設または介護医療院があります。

また、附帯業務については医療関連的な事業の幅も広がり、医療関係者の養成または再教育、医学または歯学に関する研究所の設置、巡回診療所、医師または歯科医師が常時勤務していない診療所、疾病予防のために有酸素運動を行わせる施設、疾病予防のために温泉を利用させる施設、保健衛生に関する業務などがありますが、これらも本来業務（＝医行為）を行うことありきの附帯業務ということになります。

MS（メディカル・サービス）法人の事業とは？

MS法人
メディカル・サービス法人。日本において、医療関係のサービスを行う営利法人。一般的には、医療法人と経営上利害関係のある医療関係サービスを行う営利法人を指す。

MS法人とは医療機関における診療業務以外の機能を別会社化したもので、法人格は通常の株式会社です。MS法人を設立することのメリットとして、医療機関の外注先として管理業務をはじめとしたさまざまな業務を受注することにより、診療と管理を分けることで節税効果を狙うことがあります。また医療法に縛られないため、医療法では制約があって事業展開できなかった医療周辺ビジネスができるようになります。例えば健康食品、サプリメント、化粧品、健康器具、医療機器の製造販売をはじめとして、訪問系の介護・福祉サービスも可能となります。

▶ 医療法人の業務範囲

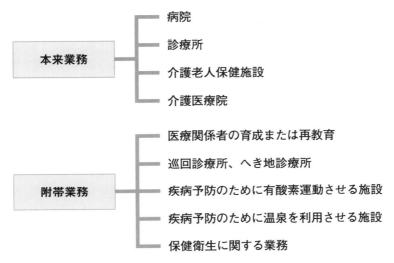

本来業務
- 病院
- 診療所
- 介護老人保健施設
- 介護医療院

附帯業務
- 医療関係者の育成または再教育
- 巡回診療所、へき地診療所
- 疾病予防のために有酸素運動させる施設
- 疾病予防のために温泉を利用させる施設
- 保健衛生に関する業務

出典：厚生労働省 「医療法人の業務範囲」を基に作成

▶ MS法人のメリット

・保険請求業務・会計業務・歯科技工業務の請負契約が可能
（複数の医療機関を運営している場合）経理の一括管理が簡単になる

・医療周辺ビジネスが可能
病院への医薬品や医療機器の販売が可能。またMS法人にて仕入管理業務が可能

・土地・建物などへの出資および賃貸ビジネスが可能
賃貸目的での不動産購入や保有可能
保有する不動産や賃借したテナントを、自院以外にも近隣のクリニックや調剤薬局に貸し付けることも可能

・医療法人でカバーできない自院の患者や利用者に対しての事業が
カバー可能
例）家事代行サービスや外出支援に関する事業など

出典：著者作成

健康拠点としての病院

人々の病気や健康に対する認識も変化してきました。これからの医療機関の役割は、治療だけでなく、予防や健康的な人々がつながる地域づくりに貢献することが求められています。

人々の認識が医療も変える

日本が迎える少子高齢化の到来により、複数の慢性疾患や障害があり、生活する高齢者が多数となる社会となります。これを受け、これまでの医療機関のありかたが変わりつつあります。今、医療は従来型の治療や看護などに加えて、健康維持のためや病気を予防することに広がってきています。

また、世界的にも高齢化問題や健康格差が広がる社会においても同様で、医療機関の役割が治療だけでなく健康な地域づくりに貢献することが求められており、1988年にWHO（世界保健機関）が提唱したヘルスプロモーションを実践するためのHPH（健康増進活動拠点病院）という国際的な病院のネットワークにも注目が集まっています。すでに日本での取り組みも始まっていて、J-HPH（日本HPH）が設立されています。全世界で900以上がHPHに、そのうち日本では120がJ-HPHに参加しています。

日本の特徴を生かしたヘルスプロモーション

日本におけるHPH（健康増進活動拠点病院）では、健康的な生活を送るための生活環境をさまざまな面から支援し、病気を治すことに加えて、病気の予防や、病気や障害があっても健康に人間らしく生活できるヘルスサービスをバックアップしています。また諸外国のHPHネットワークからの期待も大きく、超高齢社会化のなかで日本のHPHが地域にどのように貢献しているか（地域包括ケアへの取り組みをはじめ、地域で高齢者をバックアップするネットワークづくり、フェアな医療提供など）、今後のHPHの指標となるような取り組みを行っていくことでその価値を世界に発信していくことになるでしょう。

WHO（世界保健機関）
WorldHealth Organizationの略。1948年に国際連合の専門機関で、人間の健康の達成を目的として設立された機関。194か国が加盟する。

HPH（健康増進活動拠点病院）
HealthPromoting Hospitals&Health Servicesの略。国が認定する病院ではない。患者だけでなく、地域の住民や医療スタッフに対しても保健活動を行い、地域住民すべてへのヘルスプロモーションを行う。

▶ ヘルスプロモーションの概念モデル

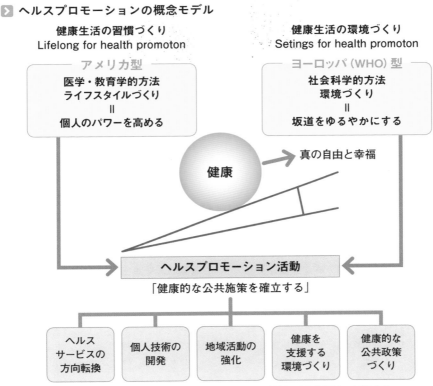

健康生活の習慣づくり
Lifelong for health promoton

アメリカ型
**医学・教育学的方法
ライフスタイルづくり
＝
個人のパワーを高める**

健康生活の環境づくり
Setings for health promoton

ヨーロッパ（WHO）型
**社会科学的方法
環境づくり
＝
坂道をゆるやかにする**

健康 → 真の自由と幸福

ヘルスプロモーション活動
「健康的な公共施策を確立する」

| ヘルス サービスの 方向転換 | 個人技術の 開発 | 地域活動の 強化 | 健康を 支援する 環境づくり | 健康的な 公共政策 づくり |

出典：日本HPHネットワーク 「第9回WHOヘルスプロモーションの視点から見た健康日本」を基に作成

▶ 世界のHPHからJ-HPHに期待されていること

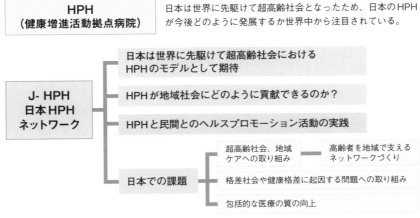

**HPH
（健康増進活動拠点病院）**

日本は世界に先駆けて超高齢社会となったため、日本のHPHが今後どのように発展するか世界中から注目されている。

**J-HPH
日本HPH
ネットワーク**

- 日本は世界に先駆けて超高齢社会における HPHのモデルとして期待
- HPHが地域社会にどのように貢献できるのか？
- HPHと民間とのヘルスプロモーション活動の実践
- 日本での課題
  - 超高齢社会、地域 ケアへの取り組み — 高齢者を地域で支える ネットワークづくり
  - 格差社会や健康格差に起因する問題への取り組み
  - 包括的な医療の質の向上

出典：「日本HPHネットワーク紹介」を基に作成

日本の病院の海外進出

日本の医療技術は世界的に評価されており、わが国が誇る産業の1つです。日本人の勤勉さ、几帳面さ、手先の器用さ、繊細さなど、国際的に見ても高い医療技術を持っている医師は少なくありません。

しかし、海外で医師として働くにはその国での医師免許が必要になります。海外での医師免許取得の方法は、大きく分けて2つあります。

1つ目は、日本の医師免許を取得してから現地の臨床研修と試験を受けるという方法です。就労という形をとるので、海外の医療現場での経験を積むことができるメリットがあります。2つ目は研究者として海外で働くということになります。

最近では日本人医師が海外で働くケースとして、日本の医療機関が海外進出することもあります。医療法人が海外に進出する方法としては、①海外に分院を開設する、②海外に現地医療法人を設立する、③海外の医療法人に出資するなどの方法があります。

医療法人が海外に分院という形で進出し、その先で日本人医師が活躍することは、海外から見ると外国法人ということで、国によってはいろいろな規制があり、手続きが煩雑になる場合もあります。

そこで、海外に現地の医療法人を設立する方法が考えられます。現地の医療法人を設立することは、分院開設のように医療法人が経営主体として参加するのではなく、投資者になることです。

日本の病院が海外に進出する場合、どうしても日本人医師を使いたい場合は、米国、カナダ、英国などの日本人医師が臨床研修しなければならない国々を選択するのでなく、日本の医師免許と比較的簡易な手続きで医師として働ける国として、中国、シンガポール、ベトナム、UAEドバイなどの国を選ぶのが時間短縮になり、病院開業までの時間は短縮できるでしょう。

または、現地に住んでいる日本人医師（現地の医師免許を保有する）ないし現地ローカルの医師を使って開院するほうが理にかなっていると思われます。

第 8 章
医療関連ビジネス

医療従事者が効率的に働き、より良い医療を患者に提供するために、外部の専門家や事業者の協力を得ることも必要です。病院業界を支えるためにどのような事業者と連携を取っているのか見てみましょう。

Chapter8 01

病院とビジネスをするということ

医療関連ビジネスというと、まず医薬品や医療機器、マスクなどの医療消耗品のメーカーや卸会社を思い浮かべるのではないでしょうか。しかし人材派遣や給食、清掃などのアウトソーシング事業の需要も高まっています。

法的な制約のため参入障壁が高い

病院と取引する業者のなかで、取引金額が多いのは医療機器、医薬品、医療消耗品業者です。多くの医療機関の経営が厳しさを増しているなか、業務の効率化やコストカットにつながるアウトソーシングへの需要が高まっています。

医療関連ビジネスは、ほかの業界に比べると法的な制約を受けることが多く、参入障壁が高い分野です。医療業界に参入する場合はまず、関連する法律を理解する必要があります。代表的な4つの法律を知っておきましょう。

理解しておくべき医療に関する4つの法律

医師法は、医師の免許、国家試験の制度、業務上の義務などを規定した法律で、医師以外が医業を行ってはならない旨や、違反した場合の罰則が定められています。医療法は、医療機関についての基礎法です。病院・診療所・助産所の開設、管理、施設などの基準および監督について定めています。また公的医療機関の設置や補助、医療法人の規制、医業の広告などについても規定しています。薬機法は、医薬品などの製造、流通などについて定め、これらの安全性を確保し、保健衛生の向上を図ることを目的としたもので正式名称は「医薬品、医療機器等の品質、有効性及び安全性の確保等に関する法律」です。2014年に「薬事法」から名称変更されました。臨床研究法は、ディオバン事件など、度重なる研究不正事件を踏まえ、特定臨床研究の実施に法的規制を課すことで不正を防止することを目的とした法律です。臨床研究に関する資金提供について、製薬企業などに契約の締結と公表を義務付けています。

アウトソーシング
業務の一部を外部の専門業者に委託すること。

ディオバン事件
ノバルティスファーマの降圧剤バルサルタン（商品名ディオバン）に関する臨床研究において、ノバルティスファーマ社の社員が関与し、不正を行った事件。

特定臨床研究
臨床試験のなかでも、製薬企業などから研究資金などの提供を受ける臨床研究や、未承認・適用外の医薬品などを用いる臨床研究。

▶ 病院と関係がある業界

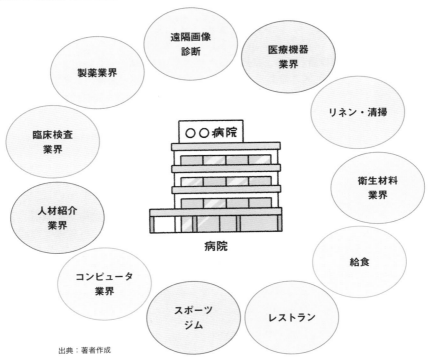

出典：著者作成

▶ 理解しておくべき4つの法律

医師法	医師の国家試験や免許、業務上の権利、義務などについて規定されている。この法律で、病気の治療として医療行為ができるのは、医師免許を持っている者だけであるとしている
医療法	国民の健康の保持に寄与することを目的とした医療施設と医療行政に関する基本法。時代の流れや医学の進歩に応じて改正され、最近では地域医療の推進について盛り込まれている
薬機法	医薬品、医薬部外品、化粧品、医療機器などに関する運用を定めた法律であり、医薬品ビジネスを行う上での基本法となる
臨床研究法	相次いで生じた研究不正事件を踏まえ、特定臨床研究に法的規制を課すことで研究の不正を防止し、国民の信頼を確保することを目的としている

出典：著者作成

Chapter8 02

なくては治療ができない医療機器

「医療機器」とは、疾病の診断や治療、予防のために利用される機械器具のことで、メスのような小物類からMRI装置などの大型の機器に至るまで多種多様です。病院を運営していく上で、最も密接な関係にある業界です。

リスクの度合いに応じて4つに分類

医療機器は、人体に及ぼすリスクの度合いに応じて国際的なクラス分けがされています。クラスⅠに分類されるのは、不具合が生じても人体へのリスクが低いとされる「一般医療機器」で、ピンセットや歯科技工品などです。クラスⅡは「管理医療機器」で電子内視鏡や超音波診断装置などが該当し、クラスⅢとⅣは「高度管理医療機器」に分類され、Ⅲは人工呼吸器や透析器などとされています。クラスⅣは不具合が生じた場合、生命の危険に直結する恐れのあるペースメーカーや人工心臓弁などです。

「高度管理医療機器」の販売には大臣の承認が必要

上で挙げたもののうち、「高度管理医療機器」の製造販売については薬事承認が必要です。メーカーが国に承認申請すると、PMDAが品質、有効性、安全についての審査を行い、薬事・食品衛生審議会の答申を経て、厚生労働大臣の承認を得るという流れになります。「管理医療機器」については厚生労働大臣の登録を受けた第三者機関の認証が必要です。また、販売するためには専門知識が問われることから、「管理医療機器」と「高度管理医療機器」の販売管理者の設置、基礎講習などが義務付けられています。

医療費が増加するなかで医療機器の市場規模も拡大していますが、日本では多くを輸入に依存した構造になっています。国内メーカーが競争力を発揮できない要因として、法律の規制が厳しいことや、大手メーカーが寡占的に抑えていることが挙げられます。

さらに、医療機器を海外に輸出する際は、総合代理店が間に入って日本の厚生労働省に相当する省庁の承認を得る必要があります。

PMDA
医薬品医療機器総合機構。厚生労働省所管の独立行政法人。

薬事・食品衛生審議会
厚生労働省に設置されている審議会。複数の部会に分かれていて、研究者や医師、薬剤師などで構成される。

▶ 医療機器の分類と規制

国際分類 (注1)	具体例	薬事法の 分類	規制
クラスI	不具合が生じた場合でも、人体へのリスクが極めて低いと考えられるもの (例) 体外診断用機器、鋼製小物（メス・ピンセットなど） X線フィルム、歯科技工用用品	一般医療機器	届出
クラスII	不具合が生じた場合でも、人体へのリスクが比較的低いと考えられるもの (例) MRI装置、電子内視鏡、消化器用カテーテル、超音波診断装置、歯科用合金	管理医療機器	第三者認証（注2）
クラスIII	不具合が生じた場合、人体へのリスクが比較的高いと考えられるもの (例) 透析器、人工骨、人工呼吸器	高度管理医療機器	大臣承認（PMDAで審査）
クラスIV	患者への侵襲性が高く、不具合が生じた場合、生命の危険に直結する恐れがあるもの (例) ペースメーカ、人工心臓弁、ステントグラフト		

小 ↑ リスク ↓ 大

(注1) 日米欧豪加の5地域が参加する「医療機器規制国際整合化会合（GHTF）」において平成15年12月に合意された医療機器のリスクに応じた4つのクラス分類の考え方を薬事法に取り入れている。

(注2) 厚生労働大臣が基準を定めたものについて大臣の承認を不要とし、あらかじめ厚生労働大臣の登録を受けた民間の第三者認証機関（現在12機関）が基準への適合性を認証する制度。

出典：厚生労働省「医療機器の薬事承認等について」を基に作成

Chapter8 03

よく効く医薬品を患者のもとへ

病院が処方する薬の開発と製造を行っているのが医薬品メーカーです。海外の医薬品メーカーとの国際競争が激化するなか、新薬開発費の高騰や、薬事申請から保険適用までに長い時間を要することが課題となっています。

保険適用までの長い道のり

医薬品メーカーの新薬開発は、開発までに10年以上の歳月と、膨大な開発費がかかりますが、製品になるのは1割に満たないという厳しさがあります。臨床治験にも人手と時間がかかりますが、効果効能に優れた新薬の開発に成功することができれば非常に大きな利益が得られるという、典型的なハイリスク、ハイリターンの事業なのです。

医薬品を製造販売するためには、医療機器と同様にPMDAの審査を受けて厚生労働大臣の承認を受けることが法律で定められています。承認を得た後は、中央社会保険医療協議会（中医協）が医薬品の公定価格を査定し、保険適用を判断するというプロセスを経て初めて公的保険が適用になります。

MRとMSがタッグを組んで新薬の宣伝活動

医薬品の営業マンはMRです。医師や薬剤師に医薬品の品質、有効性、安全性などの情報を提供し、薬を処方した医師からは副作用などの情報を収集してフィードバックします。MRは高度な医学、薬学の知識が求められ、国家資格ではありませんがMR認定試験に合格することが必須となっています。

ただしMRが薬の販売や契約を行うわけではありませんし、基本的に医薬品メーカーが直販することはありません。病院で使用される医薬品は、ジェネリック医薬品のメーカーなど一部を除いて「医薬品卸会社」を通して納入されます。医薬卸会社の営業はMSと呼ばれていますが、新薬の宣伝活動はMRとMSがタッグを組んで行っています。

公定価格
政府によって決定される価格。公的医療保険が適用される保険診療では、費用は国が定めた公定価格になる。

MR
Medical Representatives（医療情報担当者）の略。医薬品メーカーに所属して営業活動を行う。

MS
Marketing Specialist（販売担当者）の略。医薬品の販売や納入を行う。

▶ 新薬ができるまで

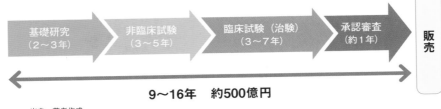

基礎研究（2〜3年） → 非臨床試験（3〜5年） → 臨床試験（治験）（3〜7年） → 承認審査（約1年） → 販売

9〜16年　約500億円

出典：著者作成

▶ 製薬会社のMRと連携しながら医薬品情報の提供や収集も行う

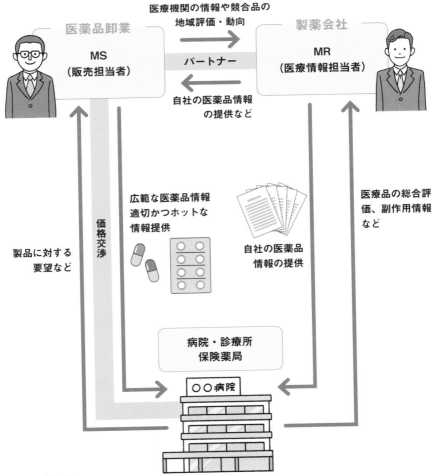

医薬品卸業

MS（販売担当者）

医療機関の情報や競合品の地域評価・動向 →

パートナー

← 自社の医薬品情報の提供など

製薬会社

MR（医療情報担当者）

価格交渉

製品に対する要望など

広範な医薬品情報適切かつホットな情報提供

自社の医薬品情報の提供

医療品の総合評価、副作用情報など

病院・診療所保険薬局

○○病院

出典：著者作成

日々大量に消費される衛生材料

医療現場で日々、大量に消費されていくマスクやガーゼなどの衛生材料。
市場規模が最も大きいのは大人用紙おむつで、品質や機能が進化を遂げていますが、病院にとっては在庫管理が大きな課題となっています。

市場規模が最も大きいのは大人用紙おむつ

衛生材料とは、医療・介護などのために製造・使用される、主に使い捨ての消費材です。代表的なものにガーゼ、脱脂綿、アルコール綿、綿棒、包帯、マスク、手袋、絆創膏、大人用紙おむつなどが挙げられます。

なかでも市場規模が最も大きいのは大人用紙おむつで、生産量も右肩上がりに増加していますが、市場は大手メーカーが支配している状態です。使い勝手やはき心地などの機能性が年々進化し、患者の自立性を高めることを目的に、自分ではくことができる「パンツ型」や、紙おむつと併用して使う「補助パッド」も登場しました。各メーカーは他社との差別化を図るため、特許を取得しようと日夜開発に力を注いでいます。

コロナ禍で需要が伸びたマスクや医療用手袋

おむつの在庫管理は手間と労力がかかるので病院にとっては大きな負担となっています。そこで在庫管理を請け負うことを条件に売り込みをかけてくるメーカーも見られます。

またコロナ禍で需要が高まっているのがマスクや医療用手袋などです。医療従事者は、対応する患者ごとに手袋を交換するため、膨大な数の手袋が必要になります。医療現場で使用する手袋にはさまざまな用途がありますが、例えば手術用手袋（滅菌）には、厳密な規格があるため製造にも規制があります。

ただし、日本では医療用手袋の多くを海外からの輸入に頼っている状況で、パンデミックのさなかには、不足する事態に陥ったこともありました。

パンツ型
一体成形され、下着のようにはくことができる。1994年に登場した。

補助パッド
尿吸収だけを目的としたパッド。おむつ交換が効率的にできて、介護労力が軽減でき、経済的にも優れる。

手術用手袋
患者の術野に直接触れるため滅菌処置が施され、医療従事者と患者を感染症から守る。管理医療機器に指定されている。

大人用紙おむつのタイプ別生産数量　推移

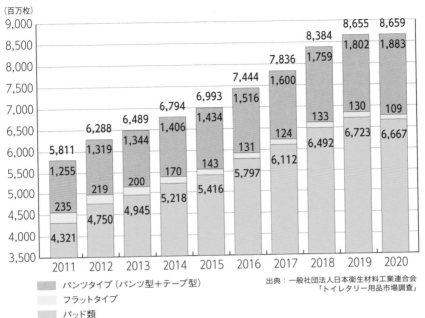

（百万枚）

出典：一般社団法人日本衛生材料工業連合会
「トイレタリー用品市場調査」

凡例：
- パンツタイプ（パンツ型＋テープ型）
- フラットタイプ
- パッド類

コロナ禍で急激に膨らんだ「マスク生産（国内生産・輸入）数量推移」

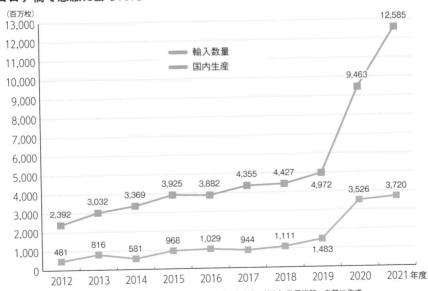

（百万枚）

凡例：
- 輸入数量
- 国内生産

出典：一般社団法人　日本衛生材料工業連合会「マスク生産（国内生産・輸入）数量推移」を基に作成

Chapter8 05

治療の根拠となる臨床検査

臨床検査は、心肺機能や脳波、聴力、視力などを調べる「生理検査」と、患者から採取した血液や尿、便などを検査する「検体検査」に大別できます。臨床検査会社が受託するのは「検体検査」で、その需用は高まっています。

高度専門化に伴い、検査の外部委託が増加

かつては検体検査もすべて病院内で実施していましたが、医療の高度専門化に伴い、検査項目や件数が増加し、院内だけでは賄いきれなくなりました。例えば遺伝子検査のような頻度の少ない検査のために、専用の検査機器を導入した上でさらに検査ができる人材を確保することは、経営的にも難しいといえます。

そこで、臨床検査会社に委託することで効率化を図る病院が増えてきました（ただし緊急性の高い検査は院内で実施します）。現在では、ほぼ100パーセントの病院がいずれかの検体検査を外部委託しています。なかには、院内に検査センターを設置して完全委託するケースも見られます。

遺伝子検査
ＤＮＡから遺伝子を解析して、体質や遺伝子疾患、将来かかりやすい病気のリスクなどを調べる検査。

緊急性の高い検査
救急患者の検査など、緊急性の高い検査は院内で行う。

外部委託のメリット、デメリット

臨床検査会社は定期的に病院から検体を回収して分析し、その検査結果を病院に報告しています。求められるのは検査結果の迅速性と精度の高さです。

外部委託のシステムは病院側にとって人件費の削減と労務管理の軽減につながりますし、設備の整った臨床検査会社に任せるほうがデータの精度が上がるケースも多く見られます。ただし、院内検査よりも検査結果が遅れることや、検査技術が院内に蓄積されないというデメリットもあります。

現在大手の臨床検査は10社ほどで、全国展開している会社もあります。しかし業界のなかで価格競争が激化し、厳しい経営環境に置かれている臨床検査会社も少なくありません。そのため、異業種とM&Aを行ったり、予防医療などを中核サービスとして、今後の事業方針を模索している企業も多いのが現状です。

臨床検査会社

臨床検査

患者から取り出した
検体を使って行う検査

患者の身体を
直接調べる検査

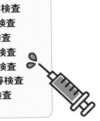
検体検査

免疫血清検査
生化学検査
血液検査
微生物検査
遺伝子検査
尿・糞便等検査
病理検査

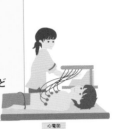
生理検査

画像診断
心電図検査
内視鏡検査
脳波検査
超音波検査
呼吸機能検査　など

心電図

出典：著者作成

 臨床検査サービス事業環境の動向と予測される変化

・少子高齢化
・先進医療技術の進歩
・公的財政・健保財政の悪化
・医療×ITの急速な普及

⬇

・医療費は増加傾向、先進医療が優先される
　　⇒臨床検査サービス市場は横ばい
・臨床検査サービス市場では価格競争が激化
　　⇒労働集約型の事業モデルでは存続不可能
・病床再編加速
　　⇒急性期の病床減少
・病院の生き残り競争激化
　　⇒在宅医療
・地域包括医療（ケア）のアップデート
・医療・介護・健康分野のネットワーク化が進む

⬇

臨床検査サービス市場の変化

・事業再編・統合、企業間連携
・ラボ再編・自動化（集荷物流再編）
・先進医療分野（がんゲノム・再生医療）
・予防～医療領域拡大
・地域包括医療（ケア）との連携

出典：著者作成

Chapter8
06

早期発見・早期治療の第一歩
遠隔画像診断サービス

CTやMRIなどの画像診断は大きな役割を担っていますが、正確な画像診断ができる専門医は不足しています。画像診断のプロの目を通すことによって、病気を早期に発見し、確実に治療につなげることができます。

遠隔地にいる専門医が画像を診断

遠隔画像診断は、医療機関で撮影したCTやMRI、PETなどの画像データをインターネットなどの通信ネットワークを利用して離れた場所にいる画像診断の専門医のもとに転送し、専門医が読影してレポートを作成して医療機関に送るというしくみのことです。

従来は画像診断をしたり、放射線治療を行ったりする医師を「放射線科医」と呼んでいました。しかしMRIなどX線を使わずに撮影する画像が増えてきたことから、画像診断を専門に行う放射線科医を「画像診断医」と呼ぶようになりました。

画像の診断にAIも活用されるようになってきましたが、読影には医師の経験値が不可欠であり、画像診断医のニーズは高まっています。

地域医療格差の是正に貢献

現在、遠隔画像診断サービス事業に参入しているのは会社組織だけでなく、NPO（非営利団体）、医療機関などさまざまです。なかには100名以上の画像診断医を確保し、それぞれの得意な部位の画像を診断している会社もあります。

このサービス事業では通常、データを転送した翌日にはレポートが届きます。事業者に求められるのは読影の精度とレポートの充実度ですので、優秀な画像診断医は引く手あまたの状況です。また地方やへき地には画像診断医が在籍していないことが多いので、このサービス事業の普及は、地域医療格差の是正にも大きな貢献をしています。

CT

Computed Tomographyの略。コンピュータ断層撮影。X線検査と同様のX線を利用して、体内の状態を断面像として描写する検査。

MRI

Magnetic Resonance Imagingの略。核磁気共鳴映像診断。X線ではなく、強い磁石と電波を利用して、体内の状態を画像化する検査。

PET

Positron emission tomographyの略。陽電子放射断層撮影。微量の放射線を出す薬剤を使って、体内の画像を撮影し、病気の診断を行う検査。早期のがん細胞も発見できる。

▶ 遠隔画像診断サービスが可能な主な検査一覧

CT コンピュータ断層撮影装置	
MRI 磁気共鳴診断装置	
CR コンピュータ・ラジオグラフィ	
DR デジタルX線撮影装置	
XA 血管造影X線診断装置	
US 超音波診断装置	
MMG マンモグラフィ（乳房撮影検査）	
PET 陽電子放出断層撮影	
RI ラジオアイソトープ（核医学）	

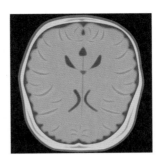

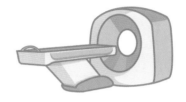

出典：著者作成

▶ 遠隔画像診断（読影サービス）市場、オンライン診療システム市場規模推移・予測

特にオンライン診療システム市場は、コロナ禍で急速に拡大しており、2020年度は前年度比の2倍となった。

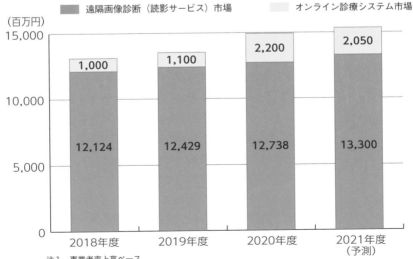

■ 遠隔画像診断（読影サービス）市場　　□ オンライン診療システム市場

（百万円）

	2018年度	2019年度	2020年度	2021年度（予測）
オンライン診療システム市場	1,000	1,100	2,200	2,050
遠隔画像診断（読影サービス）市場	12,124	12,429	12,738	13,300

注1　事業者売上高ベース
注2　2021年度は予測値
出典：矢野経済研究所　「遠隔医療市場に関する調査を実施（2021年）」を基に作成

Chapter8
07

病院を快適な場所にする
病院給食、リネンサプライ、院内清掃

病院食は、医師の指示に基づいて脂質制限、塩分制限などの食事を提供する
必要があり、マネジメントする負担が大きかったため、現在は多くの病院が
委託しています。またリネンサプライや院内清掃も外部委託が一般的です。

外部委託によって食のクオリティが上がった病院給食

　病院の給食は1986年の医療法の一部改正によって全面委託が
可能になりましたが、外部委託することによって、専門的な医療
食への対応、安全性や衛生管理体制の向上、また味のクオリティ
も上がり、患者満足度の高い給食を提供できるようになりました。
運営方法としては、委託業者が院内の厨房を使って、病院の給食
部員を再雇用する形が一般的です。病院側は人材確保などの管理
業務を削減でき、給食のマネジメント業務に追われていた管理栄
養士も本来の栄養指導に集中できるようになりました。

寝具のリースと病院内清掃

　シーツや枕、ふとんなどの寝具のリースとクリーニングを請け
負う事業をリネンサプライといいますが、ほぼ100パーセントの
病院が外部委託しています。業者はリネン類の豊富な在庫を抱え
ており、病院のリクエストに応じてリース契約を行い、定期的に
シーツなどを回収してクリーニングも担っています。

　また、病院の清掃事業は、ビルメンテナンス会社が請け負うこ
とがほとんどです。手術室やICUなど場所によって清潔さのレ
ベルを変えることが求められ、医療法に基づいた専門知識を持つ
受託責任者の配置が義務付けられています。

　また医療廃棄物も業者に委託していますが、廃棄物処理法では
医療廃棄物を「感染性廃棄物」といい、「特別管理廃棄物」に区
分され、処理・処分の規定が定められています。そのため、委託
業者は前もって都道府県の許可を取得する必要があります。

医療廃棄物
医療行為に関係して
排出されるごみ。注
射針、脱脂綿、包帯、
手袋など多種多様な
ものが含まれる。

特別管理廃棄物
爆発性、毒性、感染
性その他の人の健康
または生活環境に係
る被害を生ずるおそ
れがある性状を有す
る廃棄物。

▶ 外部委託の給食サービスのイメージ

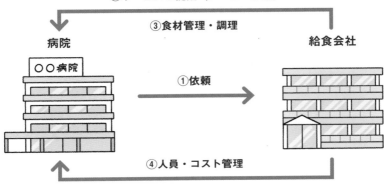

②サービスの提案（メニュー作成）

③食材管理・調理

病院　　　　　　　　　　　　　　　　　　給食会社

〇〇病院

①依頼

④人員・コスト管理

出典：著者作成

▶ 病院内のエリアごとに清掃の仕方・清潔のレベルを変える

レベル	エリア	区域
Ⅰ	手術室、ICU、CCU、新生児室、未熟児室、特殊病室（免疫不全患者）、薬局無菌製剤室など	完全滅菌区域
Ⅱ	各種検査室、処置室、救急処置室、外来診療室、外来手術室、調剤室、中央材料室、一般病室、分娩室、ナースステーションなど	清潔区域
Ⅲ	感染症病室　隔離病棟	感染区域
Ⅳ	待合室、廊下、食堂、医局、事務室、会議室、ホールなど	一般区域
Ⅴ	汚物処理室、浴室、一般トイレなど	不潔区域

出典：著者作成

医事コンピュータで
医療事務の効率化を

医療業界のIT化は他の業界から20年遅れているといわれていますが、医療に特化した「医事コンピュータ」は普及率も高く、業務のスピードアップや負担軽減に役立っています。

レセプトを作成するコンピュータシステム

レセプト
患者が受けた保険診療について、医療機関が保険者（健康保険組合など）に請求する医療報酬の明細書。患者氏名、生年月日、病名、治療内容、処方箋などが記載されている。

医事コンピュータとは、健康保険組合などの支払い機関に対して、診療報酬を請求するレセプトを作成するコンピュータシステムのことです。「レセコン」とも呼ばれ、今ではほとんどの医療機関で導入されています。医科用、歯科用、調剤用と種類が分かれており、各分野の専門性に特化した運用ができるように構築されています。

医事コンピュータはレセプトの作成だけでなく、患者の登録、受付、会計業務、保険証の確認、診療内容の記録などさまざまな業務を行うことができるシステムです。しかし、患者の大切な個人情報を扱うことから、セキュリティーは万全でなければなりません。

電子カルテと連動させて、さらに便利に

医事コンピュータのメーカーは数十社ありますが、日本医師会が医療業界のIT化の促進を目的に開発した「ORCA（オルカ）」と、三洋電機から事業を引き継いだPHC株式会社がシェアの半分以上を占める寡占状態になっています。

医事コンピュータを使用するメリットとして、まず窓口業務のスピード化が挙げられ、患者満足度の向上をもたらします。またスタッフの作業量が減り、事務的なミスも防止できるため、業務の効率化につながります。

電子カルテ
従来の紙の診療経過に検査結果や画像データなどの情報を加えて、電子データとして一元的に管理するシステム。

電子カルテを接続し、画像診断システムなどの診療関連部門のシステムと連動することもできます。実際に電子カルテと一体型になっている医事コンピュータもあります。

▶ レセプト電算処理システムの流れ

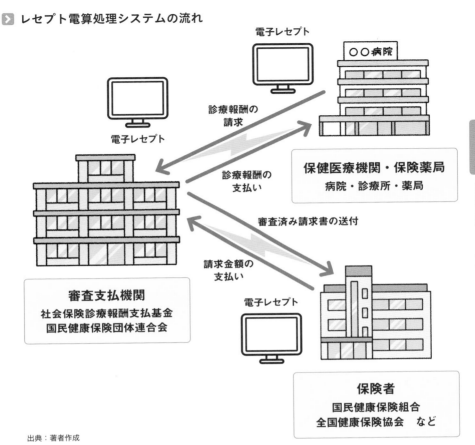

電子レセプト

○○病院

電子レセプト

診療報酬の請求

診療報酬の支払い

保健医療機関・保険薬局
病院・診療所・薬局

審査済み請求書の送付

請求金額の支払い

電子レセプト

審査支払機関
社会保険診療報酬支払基金
国民健康保険団体連合会

保険者
国民健康保険組合
全国健康保険協会　など

出典：著者作成

▶ 電子カルテとレセコンの違い

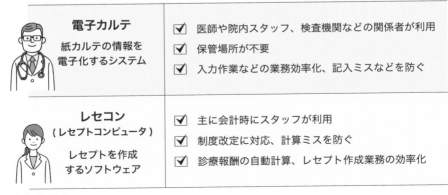

電子カルテ 紙カルテの情報を電子化するシステム	☑ 医師や院内スタッフ、検査機関などの関係者が利用 ☑ 保管場所が不要 ☑ 入力作業などの業務効率化、記入ミスなどを防ぐ
レセコン （レセプトコンピュータ） レセプトを作成するソフトウェア	☑ 主に会計時にスタッフが利用 ☑ 制度改定に対応、計算ミスを防ぐ ☑ 診療報酬の自動計算、レセプト作成業務の効率化

出典：著者作成

不足する人材を確保する医療系人材紹介会社

医療業界は医師、看護師をはじめとする人材の確保が大きな課題となっています。医療系人材紹介会社のマーケットが拡大して、新規参入も増加していますが、この業界内でも医師や看護師の奪い合いとなっています。

医療従事者が慢性的に不足

医療業界はほかの業界と比較すると転職を繰り返す人が多く見られます。自分の仕事に強い使命感は持っていますが、職場への帰属意識は希薄で、賃金などの待遇面の良さを求めて躊躇なく転職する傾向が強いといわれているため、医療業界は人材確保が課題となっています。

また2004年に「新医師臨床研修制度」が導入されたことで、医師の偏在に拍車がかかりました。この制度によって、新人医師が給料が低く下働きの多い大学病院や症例の少ない地方の病院での研修を避けて、都市部の大きな市中病院を選択できるようになったからです。

人材紹介会社のマーケットが拡大

慢性的な人材不足の状況に陥った医療業界では、人材紹介会社のマーケットが伸びて、新規参入の企業も増加しています。医療・介護従事者に特化した人材紹介会社は数多く存在しています。医師だけでなく看護師、理学療法士など幅広い職種を医療機関に紹介しています。

紹介業者の手数料はおおむね年収の10〜30％で、年収1800万円の医師の場合、紹介会社の報酬は180〜540万円になります。このような報酬の高さから、業者間でも医療従事者の奪い合いとなっています。

そんななか、医療従事者や病院にとって頼りになる専門職が「キャリアコンサルタント」です。国家資格を有し、医療従事者と医療機関の双方のニーズを聴きながら、適切なマッチングを行います。

新医師臨床研修制度
診療に従事しようとする医師は出身大学やその関連病院ではないところで、アルバイトをせずに研修に専念できる環境のもと、医師としての人格を涵養し、基本的な診療能力を修得すために2年以上の臨床研修を受けることが必須となった。

市中病院
医療法人や個人が経営する一般病院。大学病院に匹敵する規模の基幹病院から小規模の病院まで含まれる。

キャリアコンサルタント
2016年に厚生労働省が認定する国家資格となった。学生、求職者、在職者を対象に、職業選択や能力開発に関する相談・助言を行う。

▶ 医療従事者人材紹介のしくみ

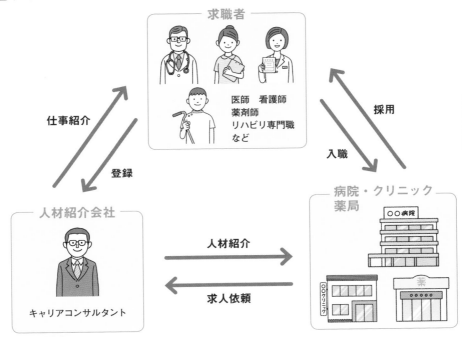

出典：著者作成

▶ 医療分野の求職活動に当たって利用した方法

民間の人材紹介会社が業績を伸ばしてきている。

（単位＝％）

	民間紹介事業者	公共職業安定所	ナースセンター	インターネットやSNSの求人情報サイト	求人情報誌	ハローワークインターネットサービス
総数（N=564）	100.0	100.0	100.0	100.0	100.0	100.0
よく利用する	30.1	20.4	3.2	26.1	6.6	14.2
たまに利用する	42.6	29.6	9.9	28.0	21.5	16.8
利用しない	27.3	50.0	86.9	45.9	72.0	69.0

出典：厚生労働省「職業安定局資料」（令和元年12月）を基に作成

Chapter8
10

病院に特化した
経営コンサルタント

腕の良い医師が必ずしも経営者としても優秀とは限りません。そのため、経営に関するプロフェッショナルが不在の医療機関も少なくないといえます。そこで必要とされるのが経営コンサルタントです。

医療業界全体の改善を行う役割

医療業界の経営コンサルタントは、医療機関の経営管理上の問題に関して有効な対策を提案し、その実施を支援する仕事です。具体的な業務としては、経理概況の調査や分析を行う「経営診断」、事業戦略や事業計画の策定などを行う「経営戦略支援」、財務の管理、設備や施設の管理、人事や労務の管理などを行う「経理管理支援」のほか、新規の開業を支援したり、増改築計画の支援を行ったり、実に広範囲です。

例えば人材不足を解消して医療従事者を定着させるのもコンサルタントの仕事で、求人の方法を再検討したり、職員の待遇や働き方を見直したりなどの対策を施します。いわば医療業界全体の改善を行う役割を担っているのです。

医療業界に特化した知識とスキルが必要

公益社団法人
日本医業経営コンサルタント協会
1990年に設立。医業経営に係わるコンサルタントの水準の確保と資質の向上を図ることなどを目的に活動している。

医療経営士
一般社団法人日本医療経営実践協会が認定する資格。病院経営の知識と実践力に応じて1〜3級まで等級が区別されている。

病院の経営支援は複雑で、地域特性や診療科によって解決方法が変わってきたり、課題によってはコンサルタント会社1社では解決できなかったりという難しさがあります。また法規制や縛りごとが多い業界であるため、医療業界に特化した知識やスキルが求められます。

そこで公益社団法人日本医業経営コンサルタント協会が「医業経営コンサルタント」の資格制度をつくりました。協会が実施する講座を受講した上で、筆記と論文の試験に合格すると認定を受けることができ、協会のホームページに名前が掲載されます。資格取得に長い時間と高い費用がかかりますが、仕事をする上では有利になります。また医療経営士も、知識や能力を有していることを証明する資格で、コンサルタントにも活かせる資格です。

▶ 医業経営コンサルタントの業務内容

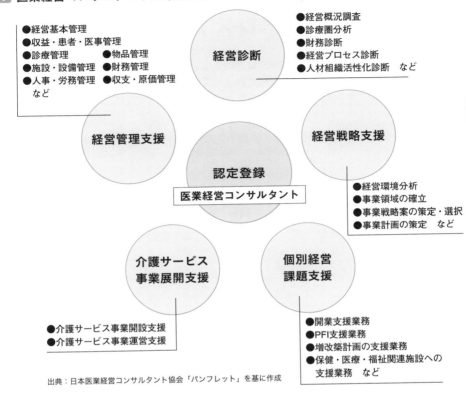

経営診断
- 経営概況調査
- 診療圏分析
- 財務診断
- 経営プロセス診断
- 人材組織活性化診断　など

経営管理支援
- 経営基本管理
- 収益・患者・医事管理
- 診療管理　　●物品管理
- 施設・設備管理　●財務管理
- 人事・労務管理　●収支・原価管理
　など

認定登録
医業経営コンサルタント

経営戦略支援
- 経営環境分析
- 事業領域の確立
- 事業戦略案の策定・選択
- 事業計画の策定　など

介護サービス事業展開支援
- 介護サービス事業開設支援
- 介護サービス事業運営支援

個別経営課題支援
- 開業支援業務
- PFI支援業務
- 増改築計画の支援業務
- 保健・医療・福祉関連施設への支援業務　など

出典：日本医業経営コンサルタント協会「パンフレット」を基に作成

▶ 等級別「医療経営士」の院内キャリアステージ像

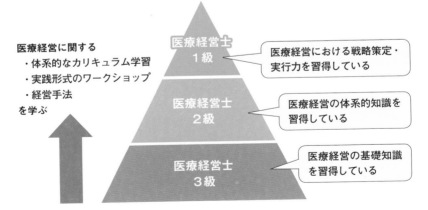

医療経営に関する
- ・体系的なカリキュラム学習
- ・実践形式のワークショップ
- ・経営手法

を学ぶ

医療経営士 1級　医療経営における戦略策定・実行力を習得している

医療経営士 2級　医療経営の体系的知識を習得している

医療経営士 3級　医療経営の基礎知識を習得している

出典：日本医療経営実践協会「パンフレット」を基に作成

第8章 医療関連ビジネス

169

Chapter8

11

運動施設、レストランなど

病院には、治療とは一見直接関係ないレストランや生活習慣病予防のための運動施設のような施設も併設されていることがあります。外部委託が一般的ですが、その内容が他の病院との差別化につながります。

生活習慣病の予防・改善のための運動施設

病院・診療所に併設された運動施設は「メディカルフィットネス施設」と呼ばれ、医療法第42条で認められています。主な目的は生活習慣病の予防・改善で、医師による運動処方を基に、「健康運動指導士」などの有資格者が運動プログラムを作ります。

有酸素運動や筋力トレーニングを行う設備などが必要ですが、通常のフィットネスクラブのような大掛かりな設備は必要ないため、少ない初期投資で開設することができます。病院としても、地域に対しての健康支援などのアピールにつなげられるといったメリットがあります。

ただし、立ち上げや広告宣伝、運営については信頼できるパートナー企業が必要になることが多くあります。

運動処方
健康づくりのための運動について、頻度、強度、持続時間、運動の種類を規定すること。

健康運動指導士
個々人の心身の状態に応じ、安全で効果的な運動を実施するための運動プログラムの作成および指導を担う者。公益財団法人健康・体力づくり事業財団が養成し、資格の認定などを行う。

レストランを併設して差別化を図る

また最近では、居心地の良いレストランやカフェを併設している病院も珍しくなくなりました。併設されたレストラン・カフェは、患者、家族、見舞客、職員などが利用します。

運営は外部委託で行うことがほとんどで、食事のおいしさやメニューの豊富さ、居心地の良さ、利便性の高さなどをアピールしています。

病院はどうしても、暗いイメージになりやすいですが、雰囲気の良い明るいレストランやカフェがあると、病院全体のイメージアップにもつながります。通院やお見舞いの際などに立ち寄ったりする人が増えれば、地域に開かれた病院のイメージが定着し、病院にとってもメリットになるでしょう。

▶ メディカルフィットネス施設として認定を受けるための手順

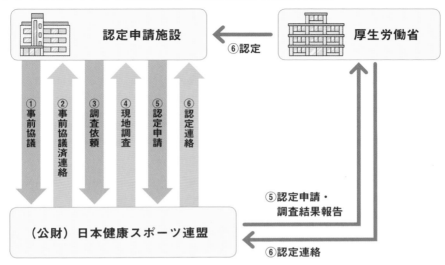

出典：日本健康スポーツ連盟「認定を受けるための手順」を基に作成

▶ 健康運動指導士が活躍する場所

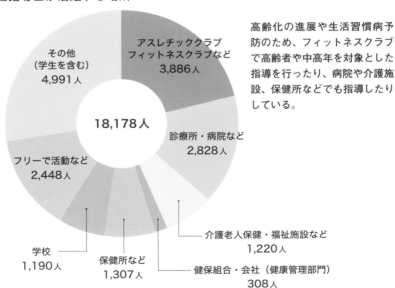

高齢化の進展や生活習慣病予防のため、フィットネスクラブで高齢者や中高年を対象とした指導を行ったり、病院や介護施設、保健所などでも指導したりしている。

出典：健康・体力づくり事業財団「健康運動指導士とは」を基に作成

医療周辺ビジネスのトレンド

医療周辺ビジネスのチャンスは、案外、病院業界ビジネスの身近なところに転がっています。まだ始まったばかりのビジネスですから、参入障壁も低いうちがチャンスです。

まず、今後予測される大きな変化としては、医療が「病気になってから治療する」ものではなく、「予防医療を通していつまでも若々しく健康でいる」ということになっていくかもしれません。

そのために、衣食住やライフスタイルの改善、スポーツなどを通した健康保持・増進への働きかけを目的としたものが求められるでしょう。

例えば、健康サプリメント、健康食品、オーガニック食品、精神的な満足感を得るために、マインドフルネスやスピリチュアルケア、スポーツジムなどの健康増進プログラムなども人気になっていくでしょう。

これらのヘルスケア産業が盛んになることで、病気になる前、身体が弱る前の段階で病気や不調に早く気づき、早く治療することで、年を重ねても健康的に生活する人、働くことができる人が増えるでしょう。

それなら、医療・介護関係者からの参入、公的保険外サービス事業者などの参入もあるかもしれません。

一方、異業種からは、健康食品メーカー、化粧品メーカー、旅行業、スポーツ関連産業などとの連携も盛んになっていくでしょう。

また、別な面を見てみると、オンライン診療が制度化された当初は制約付きで、みんなが手探り状態でした。しかし、コロナ禍により大幅な規制緩和がされ、初診からの利用やオンラインでの服薬指導が可能となりました。制度的に市場化は進んだものの、市場はまだまだ可能性があるのが現状だと思います。今後は、病院へのかかり方も変わっていくかもしれません。

ビジネスチャンスを的確に捉えるセンスさえあれば、可能性は広がっていくと思います。それは、いち早くチャンスを見つけ、医療周辺ビジネスに参入するスピードと判断力がものをいうことになるでしょう。

第9章

ITで変わる病院業界

IoTやVR（バーチャルリアリティ）などのデジタル
技術の進展は、病院業界のあらゆる分野に大きな変革
をもたらしています。事務処理の効率化はもちろん、
診療、手術、リハビリ、人材育成などとその広がりは
多岐にわたります。

Chapter9 01

電子カルテは進化する

1999年、厚生省（現在の厚生労働省）が、診療情報を電子媒体に保存したものを原本とすることを許可したことをきっかけに、紙のカルテに替わり、電子カルテの導入が進められています。

厚生省
医療・保健・社会保障などを所管していた。2001年、労働省と統合されて厚生労働省に改称。

カルテ
診療の内容を記録した文書。

普及率
400床以上の総合病院では普及が進んでいるが、診療所などでは遅れている。

適切で効率的な治療に役立つ電子カルテ

電子カルテにはさまざまなメリットがあります。まず複数の診療科や看護部門などのスタッフ間で患者の各種情報を共有することができるため、病院業務が効率的になりました。個人情報の保護のために閲覧者を制限することもできます。

また検査結果など紹介状に必要な部分をすぐに添付できるようになったりと、利便性も高まりました。ペーパーレス化によって、データ保管の省スペース化も進んでいます。

さらに別の医療機関との情報共有も可能になるので、検査を重複する必要がなくなり、医療費のコスト削減につながります。在宅医療への移行もスムーズになりました。

電子カルテの導入が進まない要因

ところが医療機関の電子カルテの普及率は4割程度にとどまっています。欧米の医療機関の普及率は9割を超えていて、日本はかなり遅れている状況です。

普及が進まない理由として、手書きに慣れているために電子化を敬遠する医師がいることや、導入や運営に高額なコストがかかり、小規模の医療機関では費用対効果が見込めないという問題があります。

その後、厚生労働省では各医療機関の患者情報をビッグデータとして集積・分析して医療の質を高める計画がありましたが実現できませんでした。現在は、ICTによる医療・介護等分野での関連機関のネットワーク化やデータの利活用を推進し始めました。

▶ わが国における医療情報システムの歴史

年代	医療情報システム	行政の取組	
1960年代	・医療会計システムが稼働		
1970年代	・臨床検査システムが稼働 ・オーダエントリシステム[6]が稼働		
1980年代	・レセプトコンピュータの普及		
1990年代	・電子カルテシステムが稼働 ・オーダエントリシステムの普及	1999年	法令に保存義務が規定されている診療録及び診療諸記録の電子媒体による保存に関するガイドライン[1]
2000年代		2001年	保健医療分野の情報化にむけてのグランドデザイン[2]
		2002年	診療録等の外部保存に関するガイドライン
		2005年	個人情報の保護に関する法律施行、e-文書法施行 医療情報システムの安全管理に関するガイドライン 「標準的電子カルテ推進委員会」報告書[3]
2010年代	・レセプト電算／オンライン化の普及 ・オンライン資格確認の導入	2010年	厚生労働省標準規格の策定[4]
		2011年	レセプトオンライン提出を原則義務化
		2019年	健康保険法等改正[5]

※1 診療録を一定の要件（真正性、見読性、保存性）を各施設の責任において担保することで電子媒体に保存することを容認
※2 「保健医療情報システム検討会」にて、情報技術を活用した今後の望ましい医療の実現を目指し、医療分野の情報化推進の目標や方策等を検討し、とりまとめたアクションプラン
※3 標準的電子カルテシステムに求められる共通機能や要件、普及方策についてとりまとめた報告書
※4 「保健医療情報標準化会議」の提言を受けて、厚生労働省が決定
※5 オンライン資格確認の導入や医療情報化支援基金の創設等
※6 患者の情報を受付から会計までを入力、登録、出力できるシステム

出典：首相官邸　健康・医療戦略推進本部　「我が国における医療情報システムの歴史」を基に作成

▶ 電子カルテシステムの普及状況の推移

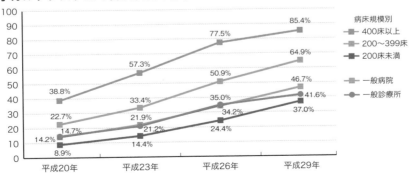

医療機関の業務の効率化のため政府による後押しもあり、普及率が上がっている。

出典：厚生労働省　「医療分野の情報化の推進について　医療分野の情報化の現状」を基に作成

IoTで診療が変わる

あらゆるモノをインターネットに接続し、ネットワークを介して情報を共有するIoT。医療現場で使われる機器や設備にIoTを導入することによって、患者のデータをリアルタイムに把握することができるようになりました。

ウェアラブル端末でモニタリング

IoTは医療業界では「IoMT（Internet of Medical Things）」と呼ばれることもあり、現場でさまざまに活用できます。まず「ウェアラブル端末」を用いて、心拍数をはじめとする生体の各種データをモニタリングできるようになりました。測定できるデータは脈拍数、呼吸数、血圧、血中酸素飽和度、皮膚水分などが挙げられます。

「スマートウォッチ」に代表される腕時計タイプ以外にも、指輪タイプ、貼り付けタイプなど選択の幅が広がっています。ベッドにセンサーが搭載され、睡眠状態を把握できるIoT機器も病院や介護施設で見かけるようになりました。

ウェアラブル端末
手首や腕、頭などに装着するコンピューターデバイス。眼鏡のように装着するスマートグラスも含まれる。

血中酸素飽和度
赤血球中のヘモグロビンのうち、酸素と結合している酸化ヘモグロビンの割合。90％以下の場合は呼吸不全が疑われる。

人手不足の解消や医療の質の向上につながる

IoTを導入することで医療従事者が患者と対面する手間、心拍数などを計測する手間を削減でき、人手不足の解消や人件費の抑制に役立っています。また24時間のデータが記録されるので、患者から「夜中にいつも呼吸が苦しくなる」といった訴えがあった場合、夜中のデータを確認することが容易になりました。

生活習慣病などの患者にとって、データで異常値が出なければ通院の頻度を低く抑えられることも期待できます。さらに終末期の患者も含めて、訪問診療の医療の質を上げることにもつながります。

また検査数値のグラフ化や分析が容易になるほか、多くのデータを集積して、新たな治療の研究に役立てることも可能になりました。

▶ IoT機器などを活用した行動変容促進

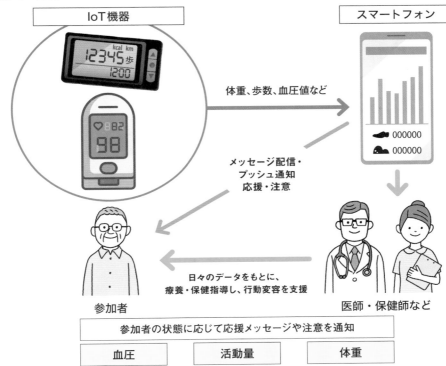

▶ ウェアラブル型ヘルスケア機器の米国の市場規模

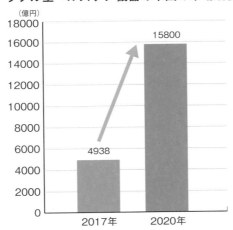

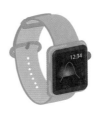

米国では医療承認済みの心電図を搭載したり、異常な転倒を感知すると救急車に連絡したりするなどの機能を有する製品も開発され、市場は急拡大、競争も激しくなっている。

Chapter9
03

コロナ禍で進んだオンライン診療

「オンライン診療」については検討されてきましたが、日本で正式に「オンライン診療」が創設されたのは2018年からです。しかし、コロナ禍をきっかけに緩和され、注目が集まり、広がりを見せています。

感染防止の観点から注目され、普及が促進

オンライン診療とは、パソコンやスマートフォン、タブレット端末などの情報通信機器を通して診療や診断を行い、診断結果の伝達や処方箋の発行もオンライン上で行われるしくみです。厚生労働省は遠隔診療のうち医師が患者を診察することをオンライン診療としており、画像診断などと区別しています。

コロナ禍をきっかけに、感染リスクの防止の観点から電話・オンライン診療の普及が進みました。例えば、慢性疾患の患者に対し、オンライン診療を行い、電話等再診を算定、処方を行えるようになりました。また、従来は医師がオンライン診療をする場合に指定の研修を受講する義務がありましたが不要になりました。

遠隔診療
オンライン診療の定義を踏まえると、情報通信機器を活用した健康増進・医療に関する行為。

対面診療と比較してのメリット、デメリット

オンライン診療のメリットは、感染リスク防止のほかにもあります。例えば通院する必要がないため、身体が不自由だったり、子育て中の母親だったり、外出が困難な患者の場合でも受診しやすくなりました。院内処方の病院の場合は、処方された薬剤が直接郵送されてきます。医療機関にとっても、より多くの患者を効率的に診ることができるようになります。

一方デメリットとしては、対面診療より医療の精度が劣ることが挙げられます。聴診器を当てたり、触診をしたりできないので、病状の見落としや誤診の可能性が高まります。また、情報機器に不慣れな患者は通信環境を整えることができないケースもまだ数多く見受けられます。さらに端末から個人情報が漏えいするリスクもあり、セキュリティの徹底が求められます。

触診
医師が手や指を患者の身体に触れて、診断する方法。視診、聴診などと合わせて用いる。

コロナ禍で進んだオンライン診療

パソコンがあれば病院に行かなくても画面上で診察が受けられ、決済、薬の郵送までが行えるようになった。

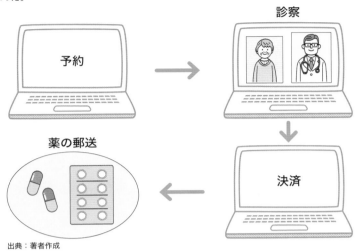

出典：著者作成

電話・オンライン診療に対応する医療機関数の推移（令和2年4月～令和3年4月）

コロナ禍により、令和2年4月24日厚生労働省から電話・オンライン診療推進の事務連絡が出され、急激に増加した。

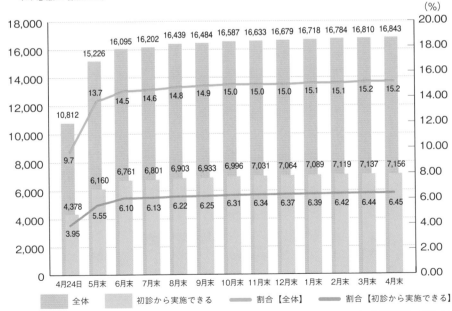

出典：厚生労働省（2021）「第15回オンライン診療の適切な実施に関する指針の見直しに関する検討会資料」を基に作成

医療現場で活用されるVR

VRとはバーチャル・リアリティ(Virtual Reality)の略で、コンピュータなどによって本物のように作られた仮想空間や映像を体験できる技術のことを指します。医療業界では特に教材としてVRの技術が活かされています。

３D映像で臓器の形状を視覚的に理解

今、医療の教育現場ではVRの技術を積極的に取り入れています。例えば心臓や肝臓などの臓器を３D映像で360度の方向から見ることによって、位置や形状、大きさが視覚的に理解できます。さらに色覚異常の患者の見え方や、レビー小体型認知症の患者の幻視などの見え方は、言葉で説明を受けてもイメージしづらいものですが、VRならリアルに体験することができます。

レビー小体型認知症
レビー小体という神経細胞にできる特殊なたんぱく質が原因で発症する認知症。幻視の症状がみられることが多い。

手術などのＶＲシミュレータ

また、手術用のＶＲシミュレータもいくつか実用化されています。これまでは手術の助手を務めながら、見て覚えたり、少しずつ参加しながら技術を身につけていたため、一人前になるには時間と労力が必要でした。しかしＶＲシミュレータにより、実際の診療ではない環境で安全に繰り返しトレーニングすることが可能となり、難しいとされる内視鏡手術の教育方法を合理化、効率化することが期待されています。VRの手術では臓器や器械を把持する触覚が再現され、出血するなどの臨場感もあります。

器械
医療現場で予防、診断、治療に使う道具。

さらに地震などの自然災害や医療事故の際の緊急対応について体験学習ができるシミュレーションもあり、新人職員の教育に効果を発揮します。

他にも、患者や家族にインフォームド・コンセントを行う際にＶＲを活用することで、効果的な説明を行うことができます。治療のプロセスや手術のリスクについての理解が深まり、患者や家族の不安解消につながっています。

インフォームド・コンセント
受けようとする医療行為について、医師から目的や方法、予想される結果やリスクなどの十分な説明を受け、その上で同意すること。

なお、リハビリの場面でもＶＲが使われています。患者はＶＲ画面を見ながら手足を動かす方法を習得することができます。

▶ バーチャル・リアリティ（VR）手術シミュレータによる研修

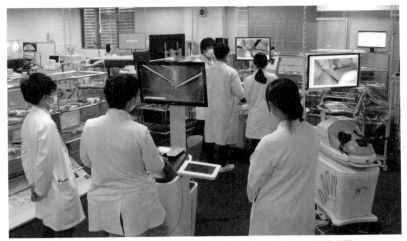

名古屋大学メディカルｘＲセンターにおけるVR手術シミュレータを用いた臨床実習。

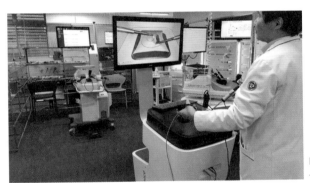

内視鏡手術基本スキルのVR
手術シミュレータ訓練。

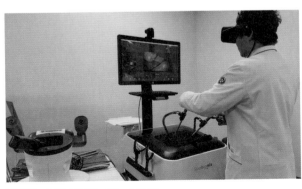

手術室モードも実用化され
ている最新のVR手術シミュ
レータ。手術室にいるよう
な臨場感を体験できる。

写真提供：名古屋大学メディカルｘＲセンター

開発が進むロボット技術

ロボット支援手術は、正式には「ロボット支援下内視鏡手術」といい、医師がロボットを操作して行う内視鏡手術のことです。アメリカで開発された「ダヴィンチ」が一社独占の状況ですが、今後は開発競争の加速が見込まれます。

内視鏡手術を支援する「ダヴィンチ」

内視鏡手術
身体にあけた小さな穴から内視鏡カメラや手術器具を入れて行う手術。開腹・開胸手術に比べて回復が早く、合併症のリスクも少ない。

内視鏡手術は、患者の負担が少ないというメリットがある反面、高い技術が必要になります。そこでロボットが導入され、医師をサポートしています。内視鏡手術を支援できるロボットとして一社独占している「ダヴィンチ」ですが、2019年に主な特許が切れたため、開発競争が加速するとみられています。

ロボット支援手術は、ロボットのアームが内視鏡や鉗子などの器具を持ち、医師は患者近くのコックピットでコントローラーを操作してアームを動かすシステムです。

アームには高度な関節機能があり、狭い箇所でも細かい作業を行うことができ、たとえ医師の手元が震えても、手ぶれ防止機能が働きます。また三次元立体画像モニターが搭載されており、高画質の視覚情報が得られます。

固形がん
血液がん以外の、臓器や組織などで塊をつくるがんの総称。

2009年に手術支援ロボットが医療機器として薬事承認され、2012年に前立腺がんが公的医療保険の適用になって以降、多くの固形がんやその他の疾病に適用範囲が拡大しています。

放射線治療でもロボットアームを活用

ALS
筋萎縮性側索硬化症。運動神経細胞が障害され、徐々に筋肉が痩せて動かなくなる。

手術支援ロボットのほか、放射線治療装置にもロボット技術が導入されています。「サイバーナイフ」はロボットアームが放射線をがんにピンポイント投与する装置で、正常組織にダメージを与えることがほぼないため、患者の負担軽減につながっています。また、装着型サイボーグHALは、**ALS**など筋力が低下した患者に装着し、動きをアシストして歩行運動処置を行うものです。2016年に保険適用となり、8疾患が対象となっています。

8疾患
脊髄性筋萎縮症、球脊髄性筋萎縮症、筋萎縮性側索硬化症、シャルコー・マリー・トゥース病、遠位型ミオパチー、封入体筋炎、先天性ミオパチー、筋ジストロフィー。

▶ ロボットで進む手術

内視鏡手術

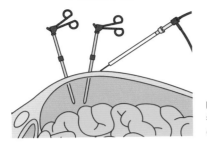

内視鏡手術により、それまでの手術より患者への負担は少なくなったが、医師の技術の差で手術の結果に差が出ることがあった。

ロボット支援手術

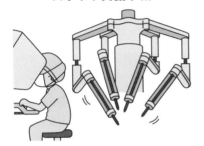

ロボットが内視鏡手術を支援して行う手術。ロボットアームが内視鏡カメラや手術器具を持ち、医師がコックピットでコントローラーを操作してアームを動かす。手ぶれ防止機能が働き、細部でも作業ができるため、より安全に手術ができる。

▶ HAL による歩行運動処置

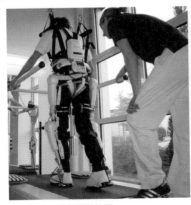

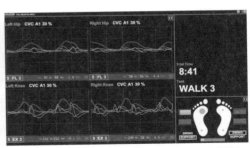

センサから取得した生体情報に基づきアシストを調整し、自然な歩行動作に近づける。

HALによる歩行運動処置。

写真提供：Prof. Sankai University of Tsukuba/CYBERDYNE Inc.

Chapter9
06

ビッグデータをどう使う？

医療分野におけるビッグデータとは、人の健康や病気、治療に関する膨大な量のデータのことです。厚生労働省は医療ビッグデータを構築して、新薬の開発や一人ひとりに最適な医療の実現などに役立てようとしています。

世界有数の規模を誇るNDB

　ビッグデータとは従来の管理システムでは保管や解析が難しい巨大なデータ群のことで、量が多いだけでなく種類や形式に多様性があり、発生頻度・更新頻度が高いことも要素として挙げられます。

　2008年4月から施行された「高齢者の医療の確保に関する法律」に基づいて、厚生労働省は「レセプト情報・特定健診等情報データベース（National　Database）」（以下、NDB）を構築しています。これは医療機関から保険者に発行しているレセプトデータと、特定健診・特定保健指導のデータの結果から構成されたビッグデータです。2011年からすべてのレセプトについてオンライン提出を原則義務化したことで、NDBの構築が可能になりました。国民の医療動向を知る上で、世界でも有数の規模を誇る信頼性の高いデータであり、厚生労働省のホームページで公表されています。

年齢や症状に合わせた最適な医療を可能に

　医療ビッグデータの活用は、医療の向上につながると期待されています。同じ病気の治療でも選択肢が複数あるなかで、その患者の年齢、症状などに合わせた、最適な治療法を分析することが可能になるため、患者一人ひとりに最適な医療を提供できるようになります。

　また医薬品の副作用の発生頻度などが把握しやすくなり、安全対策の向上につながります。さらに新薬開発までの時間短縮や成功率の上昇に役立つことが期待されています。

特定健診
40歳〜74歳を対象とした、メタボリックシンドローム（内臓脂肪症候群）に着目した健診。

特定保健指導
生活習慣病（主にメタボリックシンドローム）の発症リスクの高い人に対して、専門スタッフが生活習慣を見直すサポートを行うこと。

医療・介護用データベースの比較

	レセプト情報・特定健診等情報データベース (NDB)	介護保険総合データベース	国民健康保険データベース (KDB)
保有主体	国（厚生労働大臣）	国（厚生労働大臣）	保険者（国保連合会）
機能	国・都道府県が、主体的に医療費適正化計画に資する分析をしながら、施策立案に活かす。	国が、主体的に介護保険の運営状況を地域別や事業所別等に分析しながら、政策立案に活かす。	利用する市町村・後期高齢者医療広域連合は、個人の保健・医療・介護に関する情報を閲覧できるようになり、保健指導等に活用する。市町村等が、保健事業を効果的に実施できるように支援する。
保有情報	・医療保険レセプトデータ ・特定健診・特定保健指導データ ※匿名化処理	・介護保険レセプトデータ ・要介護認定データ ・日常生活圏域ニーズ調査データ ※匿名化処理	・医療保険レセプトデータ ・特定健診・特定保健指導データ ・介護保険レセプトデータ ・要介護認定データ ※国保と後期高齢のみ
利用者	○国・都道府県、医療保険者等、研究者等	○国 介護保険事業の適正な運営等に資するように活用する。 ○都道府県・市町村 要介護認定情報の集計結果を閲覧できる。	○市町村・後期高齢者医療広域連合 個別の保健指導や保健事業の適正な運用に活用する。 ○国保連合会 統計情報の作成、保険者への提供

出典：厚生労働省「NDB、介護保険総合データベース、KDBの比較」を基に作成

医療・介護・健康分野のネットワーク化推進

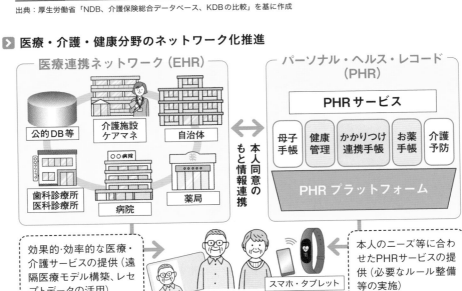

国民／住民が中心の医療・介護・健康データ活用環境の実現

出典：総務省「基本データと政策動向　医療・介護・ネットワーク化推進」を基に作成

期待される医療ＡＩ

さまざまな業界でＡＩが活用されていますが、医療現場でもレセプトなどの事務作業や画像診断に活用することが期待されています。特定の分野であれば人間以上の能力を発揮し、効率化や医療過誤の防止に役立ちます。

医療過誤
医療従事者が当然必要とされる注意を怠ったため、患者に損害を与えること。民法、刑法、行政上の責任を問われることがある。

レセプト業務
診療内容をもとに診療報酬明細書を作成し、審査支払機関に提出する業務。

事務作業の効率化やミスの防止に

ＡＩは「Artificial Intelligence（人工知能）」の略称で、簡単にいうと人間の知的能力をコンピュータ上で実現することです。大量のデータを自動で解析し、そのデータの特徴や傾向を抽出する「ディープラーニング（深層学習）」によって飛躍的な発達を遂げています。

医療現場でもさまざまな場面で活用が期待されています。例として、レセプト業務では人が作成したレセプトをＡＩがチェックするシステムを導入することで、業務の効率化や請求ミスの防止につながります。

正確でスピーディな画像診断が可能に

医療ＡＩの活用としてよく知られているのが、画像診断です。レントゲンや心電図など膨大な検査データをＡＩに学習させることで、正確かつ迅速に疾病の診断ができるようになります。慢性的な医師不足のなか、負担軽減や診断ミスの防止などに役立つといえます。また、カルテの解析にＡＩを活用している事例も増えてきました。カルテの病歴や検査結果などのデータを読み込んで疾病を特定し、医師の診断をサポートしています。

ただしＡＩ導入には課題もあります。ＡＩは学習したことは正確に判断できる反面、新しい症例や難しい症例に対してはミスを犯す可能性があります。そこで診断をＡＩに一任するのではなく、あくまで医師を支援するツールとして活用し、最終的な責任は医師が持つという活用方法が現実的です。

▶ 保健医療分野における人工知能の活用

- ● AI（ディープラーニング、機械学習等）によって、
  (1) 新たな診断方法や治療方法の創出
  (2) 全国どこでも最先端の医療を受けられる環境の整備
  (3) 患者の治療等に専念できるよう、医療・介護従事者の負担軽減を実現
- ● このため、次の画面からAI開発を進めるべき重点6領域を選定
  ① 我が国における医療技術の強みの発揮
  ② 我が国の保健医療分野の課題の解決（医療情報の増大、医師の偏在等）
- ● AIの開発を促進する基盤整備とAIの質や安全性を確保するためのルール整備を実施

重点6領域	我が国の強みの発揮	我が国の保健医療分野の課題解決
画像診断	①	
医薬品開発	①	ディープラーニング※1を活用
手術支援	①	②
ゲノム医療		②
診断・治療支援	機械学習等※2を活用	②
介護・認知症		②

※1【ディープラーニング】ヒトの能力を超える画像認識能力の獲得と、機械ではこれまで為し得なかった運動機能の習熟などの高度な認知能力を実現する革新的技術
※2【機械学習等】機械学習、自然言語処理等による大量の情報から推定等を行う技術
出典：厚生労働省「保健医療分野における人口知能の活用」を基に作成

▶ AI開発の加速化

全国をカバーした保健医療人工知能に必要となるビッグデータを整備するとともに、AI開発用のクラウド環境も整備・認証。

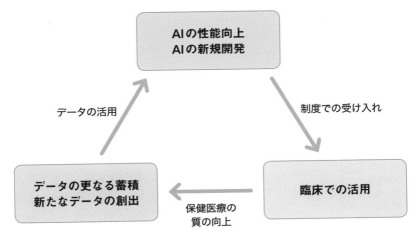

出典：厚生労働省「保健医療分野における人口知能の活用」を基に作成

Chapter9
08

ITの進化と個人情報保護

病院業界の運営は、IT技術抜きでは進められない状況です。しかし、さまざまな医療データを活用して、新薬や新しい治療法を開発することができる一方で個人情報が流出する危険もあるのです。

病院はITと密につながっている

いまや病院において、受付での患者情報入力、電子カルテでの診療内容や各検査データなどの記録、データベース構築から各自の会計処理まで、ありとあらゆる業務がITにより処理されています。旧世代の紙カルテの運用から脱却して電子カルテを導入し、病院業務のIT化に取り組むことで、病院内の複雑なシステムの統合や病院業務をトータルで管理することによる関連業務の時間短縮も実現しています。

便利さと危険は表裏一体

これまで、何度となく医療のビッグデータの共有化、活用などが提案されてきました。しかし、匿名化した医療情報の一時利用、二次利用などを提供することは可能でしたが、最重要かつ機密性の高い医療情報の提供には情報ごとに匿名加工を行わなければならず、複数の医療機関を受診する患者情報を統合管理することは困難を極めました。

そこで2017年、「次世代医療基盤法」が整えられました。これは、医療情報を収集すると同時に匿名加工を行う認定事業者の選定も行い、また認定事業者の従業員に罰則付きの守秘義務が課されます。個人の病歴や治療歴は機密情報です。改正個人情報保護法では「要配慮個人情報」として一般的な個人情報よりも厳しい取り扱いが規定されています。個人情報保護利用の観点からも満足できる匿名化の技術革新をはじめ、データ利用のガイドラインができたことによって、大学や企業での研究開発に必要な医療データの有効活用が可能となります。ITでネットワークを介することにより、利便性が大幅に向上しました。

次世代医療基盤法
2017年5月より施行。カルテや検査データなどの医療機関などが保有する患者の医療データを匿名加工し、大学や企業での研究開発などで活用ができるようにするための法律。

改正個人情報保護法
2022年4月より施行された。①個人の権利利益の保護②技術革新の成果による保護と活用の強化③国際的な制度調和と連携④越境データの流通増大に伴う新たなリスクへの対応⑤AI・ビッグデータ時代への対応が定められている。

要配慮個人情報
「本人の人種、信条、社会的身分、病歴、犯罪の経歴、犯罪により害を被った事実その他本人に対する不当な差別、偏見その他の不利益が生じないようにその取扱いに特に配慮を要するものとして政令で定める記述などが含まれる個人情報」のこと。

医療現場で利用するデータ

医療現場の臨床データを集め、今後の治療に役立てることができる一方で個人情報漏えいが懸念されている。

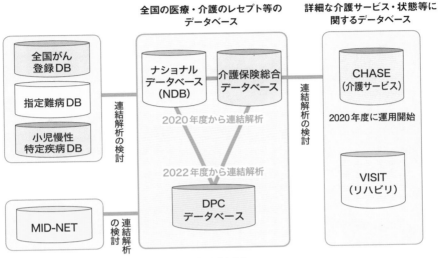

出典：厚生労働省「厚生労働省が進めるデータヘルス改革」を基に作成

次世代医療基盤法のイメージ

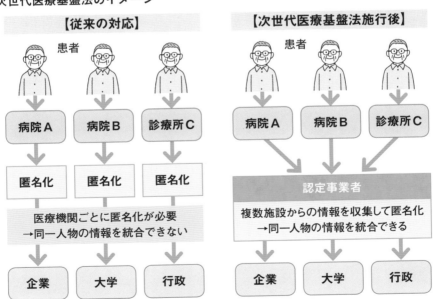

出典：AnswersNews 「次世代医療基盤法」を基に作成

医療用に利用できる
スマートウォッチ類の普及と問題点

スマートウォッチの普及により、スマートフォン（以下スマホ）よりもスマートウォッチのほうが健康維持のデバイスとしては確立したように感じられます。

最新のスマートウォッチには数多くの機能があり、スマホとの連動も簡単にできます。GPS付きは当たり前で、ランニングデータの構築も可能、加えて音楽を聴きながらランニングやエクササイズもできます。

また、Bluetoothでイヤホンとつないだり、外部の健康機器や医療機器と同期できたり、万歩計、昇降段数、睡眠のモニタリング機能もついています。これらの機能は、貴重な生のデータです。健康増進型の保険などでは、各自の身体データとリンクさせて、日々の運動の記録で保険料を変動させるというユニークな保険商品も市場に出てきました。

スマホもアタッチメントと連結させることで、医療現場で使える医療機器が登場しています。これによって、既存の医療機器と同等の機能を持たせることができたことは素晴らしいことだと思います。これまでの医療機器は高額で、大きいのが問題でしたが、スマホを用いて、患者の診察に使われる日が来たのです。

しかし、スマホは医療機器への磁気干渉の可能性があるという問題があります。消費者向けの電気製品の多くは、磁石や電磁波を生じる部品やGPS（無線送信機）を内蔵しており、スマホも磁石や電磁波が医療機器に干渉するおそれがあります。

体内に埋め込む医療機器に内蔵されているセンサーが、スマホなどが近付くと反応する場合があります。

このような医療機器への干渉の可能性を排除するために、スマホは安全確保に必要とされる距離を確保するようになっていたはずです。

また、通信を行うため、医療データのハッキングにつながる可能性もあります。これらの問題点は容易に解決できるはずなので、医療を見据えた次世代のスマホの登場に期待することにしましょう。

第 **10** 章

先進医療で未来は
どう変わる

病院業界が目指すのは、患者に負担をかけず、これま
での治療法を一変させるような世の中を大きく変える
ような先進医療です。ゲノム編集や再生医療を用いた
治療法など、その手法は大きな変革期を迎えています。

先進医療とは？

高度な技術を用いた療養のうち、厚生労働大臣の承認を受けたものを先進医療といい、厚生労働省が定める施設基準に適合した医療機関で実施されます。患者の選択肢が広がり、高い治療効果や身体への負担軽減が期待されます。

高度先進医療制度
最先端かつ高度な医療を選定する制度。高度でない技術も対象とするため、2006年に見直しが行われた。

検査や入院の費用は保険適用

2006年、健康保険法の一部改正に伴って「高度先進医療制度」が廃止され、「先進医療制度」が創設されました。先進医療には、最先端の技術を用いて行う外科療法、放射線療法、移植・再生療法、薬物療法などが含まれます。

技術ごとに一定の施設基準が設定されており、基準を満たした医療機関でなければ、先進医療を提供することはできません。国が一定の有用性や安全性を認めているため、保険診療と保険外診療（自由診療）を併用することが認められています。先進医療の部分は自己負担となりますが、検査や入院費用など、保険診療と共通する部分は医療保険が利用できます。

メリットとデメリット

先進医療は第2項先進医療（先進医療A）と第3項先進医療（先進医療B）に大別されます。先進医療Aはすでに薬事法で承認されている医薬品や医療機器を用いる療法で、人体への影響が比較的小さく、先進医療Bは未承認の医薬品や医療機器を用いる療法です。2022年5月現在、先進医療Aは26種類、Bは60種類ですが、随時、承認の見直しを行っています。

先進医療B
承認された医薬品や医療機器を用いる場合でも、実施環境や技術の効果について特に重点的な観察・評価が必要なものは先進医療Bに分類されることがある。

先進医療はこれまでの療法よりも高い治療効果や、身体への負担の軽減、術後の回復の早さなどが期待できます。

ただし、デメリットとして治療費が高額になるケースが多いことや、まだ症例が少ないために予期せぬ副作用が現れる可能性などが挙げられます。治療の選択肢が増えますが、患者はデメリットについて十分に理解した上で治療法を選ぶ必要があります。

▶ **全体の1か月の医療費が100万円、うち先進医療の技術料が20万円の場合**

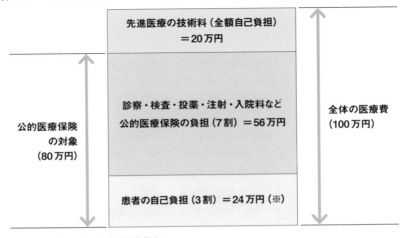

※高額療養費を除いた分だけ支払う
出典：厚生労働省「先進医療の概要について」を基に作成

▶ **先進医療のメリットとデメリット**

・**メリット**

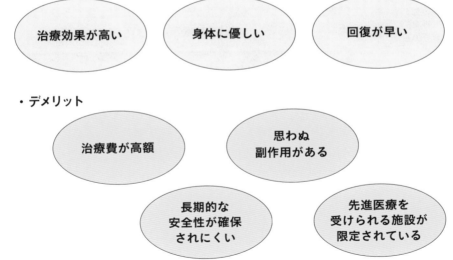

出典：著者作成

Chapter10
02
代表的な先進医療

先進医療として厚生労働省が認めたものには、がんをはじめ、心臓病、生活習慣病、婦人科系の疾患、認知症など幅広い病気の検査や治療の技術があります。そのなかで代表的な療法や注目されている療法を紹介します。

殺細胞効果の高い「重粒子線治療」

陽子線
陽子は水素の原子核のこと。特殊な装置で陽子を加速し、エネルギーを高めると陽子線となる。

重粒子線
広義には電子より重いすべての粒子線をいうが、がん治療における重粒子線は炭素線を指す。炭素の原子核を加速して照射する。

がんの放射線治療は非常にポピュラーですが、X線は体表から徐々に強度が低減するために、病巣に強い放射線を照射することは困難でした。しかし陽子線や重粒子線などは、体の深部で放射線の強度がピークになるようにコントロールすることができます。この性質を活用した「陽子線治療」「重粒子線治療」が先進医療として認められ、肺がん、消化器系がん、泌尿器系がんなど幅広いがんの治療に使われています。

この2つの治療法は、ピンポイントで病巣に照射できるために副作用が少ないことが特徴ですが、さらに重粒子線治療は殺細胞効果が高いというメリットがあります。ただし重粒子線治療は巨大な装置が必要で、設置可能な医療機関も限られます。

若年性アルツハイマー病の遺伝子を分析

子宮腺筋症
子宮内膜に類似した組織が「子宮平滑筋」という筋肉組織にできる疾患。子宮全体が肥大することがある。

子宮腺筋症は月経困難や不妊、流産などを引き起こす病気で、完治させる治療は子宮全摘しかありませんでした。しかしリング型の高周波切除器を用いることで病変部分のみを切除ができるようになり、子宮を温存することが可能になりました。この療法も先進医療に指定されています。

他にも注目される先進医療として若年性アルツハイマー病の遺伝子診断があります。アルツハイマー病のうち遺伝子によるものはごくわずかですが、若年性の場合は割合が高くなります。遺伝的な要因で発症するアルツハイマー病は「家族性アルツハイマー病」と呼ばれ、3つの原因遺伝子が特定されています。そこで患者の遺伝子の分析を行って症状のタイプ分けをし、治療の選択や予後の推定に役立てています。

▶ 重粒子線とX線の線量分布比較

X線の場合

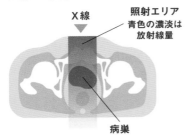

X線は病巣を突き抜ける
病巣を突き抜けるので、病巣の奥の
正常組織にも放射線があたる。

出典：国立研究開発法人 「量子科学技術研究開発機構HP」を基に作成

重粒子線の場合

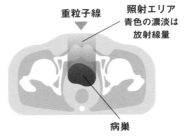

重粒子線は病巣で止まる
病巣で最大エネルギーを放出し、
止まるので、奥の正常組織にあたらない。

▶ 年間実勢数が多い先進医療（A）ベスト10

順位	技術名	年間実施件数	総合計（円）	実施医療機関件数
1	陽子線治療	1,196	4,064,721,397	16
2	MRI撮影及び超音波検査融合画像に基づく前立腺針生検法	1,114	275,392,779	18
3	重粒子線治療	703	2,381,184,847	6
4	ウイルスに起因する難治性の眼感染疾患に対する迅速診断（PCR法）	483	128,136,701	16
5	糖鎖ナノテクノロジーを用いた高感度ウイルス検査	447	3,812,522	7
6	抗悪性腫瘍剤治療における薬剤耐性遺伝子検査	185	775,249,011	11
7	高周波切除器を用いた子宮腺筋症核出術	118	98,728,731	4
8	多項目迅速ウイルスPCR法によるウイルス感染症の早期診断	61	819,211,983	3
9	細菌又は真菌に起因する難治性の眼感染疾患に対する迅速診断（PCR法）	45	31,318,123	8
10	腹腔鏡下膀胱尿管逆流防止術	14	11,663,160	2

出典：厚生労働省 「令和2年6月30日時点における先進医療Aに係る費用」を基に作成

ゲノム編集技術を用いた治療法が開発中

ゲノム編集という言葉は、2020年に「CRISPR/Cas9システム」がノーベル化学賞を受賞したことで広く知られるようになりました。医療分野でもこの技術をがんや感染症の治療に役立てようと研究が進められています。

CRISPR/Cas9システム
クリスパー・キャスナインとは、エマニュエル・シャルパンティエとジェニファー・ダウドナが2012年に論文発表したゲノム編集技術。DNAの切断を原理とする遺伝子改変ツールで、これまでより簡便で安価という特長がある。

究極の治療技術
ゲノム上の狙った場所に正常な遺伝子を入れて治療をする技術。

遺伝子の異常を修復できる究極の技術

ゲノムとは生物の細胞内にある遺伝子とそこに書き込まれた遺伝情報全体のことです。ゲノム編集はこのゲノムのなかから特定の場所を狙って操作する技術のことで、標的の遺伝子を見つけ出して切断し、破壊した遺伝子の一部を置き換えたり、別の遺伝子を導入したりすることでゲノムを改変するというシステムです。

ゲノム上の狙った場所に遺伝子を入れられるようになったことが画期的なことで、医療の分野では疾患の原因となっている遺伝子の異常を修正することができるようになりました。そこで究極の治療技術の開発が期待されています。

エイズやがんの治療法の開発が進む

海外ではすでにゲノム編集技術を活用した治療の臨床試験が進んでいます。例えばエイズ（後天性免疫不全症候群）は免疫を担うリンパ球のT細胞がエイズウイルスと結合することで免疫が低下する感染症ですが、ゲノム編集技術によってT細胞の特定の遺伝子を破壊して、エイズウイルスがT細胞に感染できないようにするという治療法が開発中です。

遺伝性疾患
染色体や遺伝子の変異によって起こる病気。ダウン症候群、血友病など。

また白血病や悪性リンパ腫などの血液がんや、遺伝性疾患に対しての治療法の研究も進んでいます。国内においてもゲノム編集技術を活用した臨床試験がスタートすることを踏まえて法整備が進められ、「人を対象とする生命科学・医学系研究に関する倫理指針」が2021年6月30日より施行されることになり、ゲノム編集技術を用いた研究が適用範囲となりました。

▶ 遺伝子導入技術

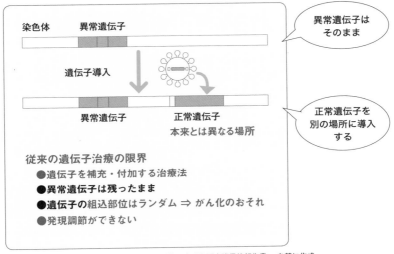

染色体　　異常遺伝子

異常遺伝子は
そのまま

遺伝子導入

異常遺伝子　　　　正常遺伝子
　　　　　　　　本来とは異なる場所

正常遺伝子を
別の場所に導入
する

従来の遺伝子治療の限界
- ●遺伝子を補充・付加する治療法
- **●異常遺伝子は残ったまま**
- **●遺伝子の組込部位はランダム ⇒ がん化のおそれ**
- ●発現調節ができない

出典：厚生労働省「in vivo 遺伝子治療の規制構築に向けた研究班最終報告書」を基に作成

▶ 遺伝子改変技術

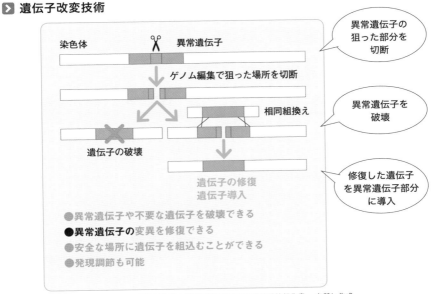

染色体　　　　　　　異常遺伝子

異常遺伝子の
狙った部分を
切断

ゲノム編集で狙った場所を切断

相同組換え

異常遺伝子を
破壊

遺伝子の破壊

遺伝子の修復
遺伝子導入

修復した遺伝子
を異常遺伝子部分
に導入

- ●異常遺伝子や不要な遺伝子を破壊できる
- **●異常遺伝子の変異を修復できる**
- ●安全な場所に遺伝子を組込むことができる
- ●発現調節も可能

出典：厚生労働省「in vivo 遺伝子治療の規制構築に向けた研究班最終報告書」を基に作成

第10章 先進医療で未来はどう変わる

研究開発が進む再生医療

「iPS細胞」を開発した山中伸弥氏が2012年にノーベル生医学・医学賞を受賞したことを機に再生医療に注目が集まるようになりました。2014年には「再生医療等の安全性の確保等に関する法律」が施行されています。

人為的に組織や細胞を作って移植する医療

再生医療とは、病気やけがなどによって臓器や組織が欠損したり、機能障害・不全を起こした場合に、それを修復、再生する治療のことです。患者自身、あるいは他者の幹細胞を用いて細胞や組織を人為的に作り出して移植するもので、他者の臓器移植に頼ることなく、機能不全の部位を健康な組織や臓器に入れ替えることができるようになります。

再生医療が適用できると考えられている人体の部位は広範囲に及び、脳神経、心臓、肝臓、食道、大腸、腎臓、卵巣、子宮、血管、皮膚、関節、骨、眼、耳、歯、歯肉などが挙げられます。対象となる疾病も脳梗塞、心筋梗塞、肝硬変、卵巣がん、変形性関節症、難治性骨折など多岐にわたります。

医療保険の対象になっている再生医療もある

再生医療で用いられる幹細胞は3種類に大別できます。「体性幹細胞」はもともと体内に存在し、治療に応用しやすい反面、特定の組織や細胞しか作り出すことができないという特徴があります。胚（受精卵）を培養して作り出す「ES細胞」と、体の細胞から人工的に作り出す「iPS細胞」はさまざまな組織や細胞を作り出すことができますが、「がん化」するリスクがあります。

現在最も再生医療への活用が進んでいるのは「体性幹細胞」で、重度のやけどの皮膚組織の移植などが医療保険の対象となっています。「ES細胞」と「iPS細胞」はまだ研究段階ですが2014年に「iPS細胞」から作られた網膜色素上皮細胞の移植手術が成功するなど、実用化への期待は高まっています。

幹細胞
組織や臓器に成長する（分化する）元となる細胞。

がん
悪性新生物。遺伝子異常の蓄積によって細胞が異常に増殖すること。

網膜色素上皮細胞
網膜の最も外側の層を覆う単層細胞層で、視細胞を維持するために重要な働きをする。

▶ ES 細胞（胚性幹細胞）

受精卵から作製された細胞。倫理面の課題あり。

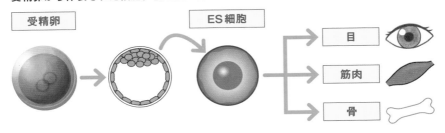

▶ iPS 細胞（人工多能性幹細胞）

体の細胞に特定の遺伝子を導入し作製された細胞。がん化などの課題あり。

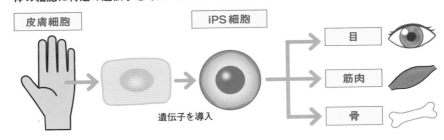

▶ 体性幹細胞

生物が元々持つ細胞。限定された種類の細胞にしか分化しない。

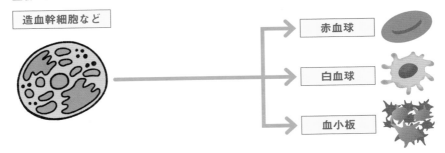

▶ 体性幹細胞以外の体細胞

生物が元々持つ細胞。特定の種類の細胞に分化したものであり、それ以外の細胞にならない。

※分化：本来は単一、あるいは同一であったものが、複雑化したり、異質化したりしていくさま

出典：厚生労働省「再生医療等安全確保法案について」を基に作成

Chapter10 05

美容外科でも期待される再生医療

美容外科の分野ではこれまで皮膚のしわやたるみの治療にヒアルロン酸の注入や各種レーザーなどを用いてきましたが、効果は限定的でした。そこで、体性幹細胞を使った再生医療に大きな期待が寄せられています。

肌の弾力や保湿力が回復して若返る

美容外科の分野でも、「ES細胞」や「iPS細胞」より安全性の高い「体性幹細胞」が一般的に用いられ、骨や軟骨、真皮に分化する特徴を施術に活かしています。

体性幹細胞は、主に骨髄や臍帯血などから採取されますが、脂肪や皮膚から採取することもできます。そこで患者の皮下脂肪から採取して培養した体性幹細胞を、しわやたるみの治療のために肌に注入する施術が医療機関ですでに実施されています。

その結果、新しい細胞が増加してコラーゲンの生成が促されたり、ターンオーバーを正常化する効果が得られ、肌の弾力や保湿力の機能回復につながることが報告されています。治療に使う幹細胞は若いほど高いエイジング効果が期待できるため、臍帯血から抽出する「臍帯血幹細胞」を用いた治療も行われています。

毛髪再生や隆鼻術などにも応用が可能

また細胞そのものを使うのではなく、細胞を培養した後の「ヒト幹細胞培養上清液」を点滴として使う再生医療も広く実施されています。この溶液を点滴することで、体性幹細胞と同様にコラーゲンの増生を促し、しわの改善に効果が期待できます。

美容外科の再生医療は肌の若返りだけでなく、毛髪再生や隆鼻術、創傷の治癒など広い分野での研究開発が進んでいます。

ただし現段階では注入する良質な幹細胞を均一に作り出すことや質の維持が難しく、人によって効果の現れ方に差異があることが課題として挙げられています。

臍帯血
胎盤と臍帯（へその緒）のなかにある血液。造血幹細胞という組織が多く含まれている。

ターンオーバー
肌の細胞が一定の周期で生まれ変わるしくみのこと。

ヒト幹細胞培養上清液
脂肪の中など体内に存在する幹細胞を培養し、その培養液から幹細胞を取り出して滅菌処理などを行った上澄み液。

▶ 肌再生医療

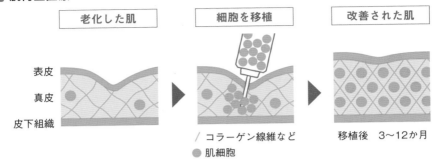

| 老化した肌 | 細胞を移植 | 改善された肌 |

表皮
真皮
皮下組織

／ コラーゲン線維など
● 肌細胞

培養した肌細胞を筋肉内に
注射して戻す

移植後　3〜12か月

肌の機能が若返ることによって、
しわやたるみが改善

出典：著者作成

▶ 毛髪再生医療

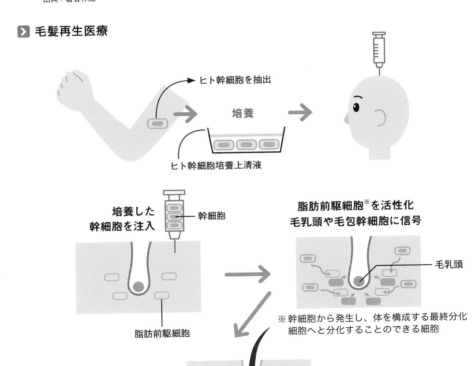

→ ヒト幹細胞を抽出

培養

ヒト幹細胞培養上清液

培養した
幹細胞を注入

幹細胞

脂肪前駆細胞

脂肪前駆細胞※を活性化
毛乳頭や毛包幹細胞に信号

毛乳頭

※幹細胞から発生し、体を構成する最終分化
細胞へと分化することのできる細胞

毛根

毛乳頭や毛包幹細胞活性化

出典：European Journal of Pharmacology, Volume 881, 15 August 2020, 173197

評価療養

医療技術の進歩を支える
評価療養の制度

医療技術の進歩や患者のニーズの多様化に応えるために、保険適用外の療養のなかには、保険診療との併用が認められるものがあります。その1つである評価療養は2006年、健康保険法の改正に基づいて規定されました。

保険適用外でも保険診療との併用が認められる

健康保険では、保険が適用されない医療サービスを受けた場合に、本来であれば保険が適用される入院費用などの部分も含め医療費の全額が自己負担となります。しかし、医療技術の進歩や患者のニーズの多様化に応えるため、保険が適用されない医療サービスを受けても、通常の治療と共通する部分（診察、検査、投薬、入院料など）について保険給付が行われる「保険外併用療養費制度」があり、評価療養と**選定療養**が該当します。

新しい療養が受けやすくなるメリット

評価療養とは、公的保険適用外の療養のうち、将来的に公的保険の対象とすべきかどうかの評価を行うものをいいます。厚生労働大臣が定め、まだ医学的評価が定まっていない、新しい治療法や新薬などが含まれます。

評価療養の種類としては、先進医療、医薬品や医療機器、**再生医療等製品**の治験に係る診療、**医薬品医療機器等法**承認後で保険収載前の医薬品・医療機器・再生医療等製品の使用などが挙げられます。

評価療養は頻繁に見直しが行われ、実際に例えば2021年7月には新型コロナウイルス感染症の患者を対象とした中和抗体薬「カシリビマブ及びイムデビマブ」（ロナプリーブ点滴静注セット）が評価療養に該当することになりました。

評価療養は、まだ保険適用になっていない新しい治療法や新薬を患者が希望した場合、国が費用面でバックアップすることで、受けやすくなるメリットがあります。

選定療養
特別な療養環境など、患者が自ら希望して選ぶ療養で、保険導入を前提としない療養。差額ベッドや歯科の材料差額、時間外診療など。

再生医療等製品
人または動物の細胞に培養などの加工を施したものであって、①身体の構造・機能の再建・修復・形成するもの。②疾病の治療・予防を目的として使用するもの。または遺伝子治療を目的として、人の細胞に導入して使用するもの。

医薬品医療機器等法
医薬品や医療機器、再生医療等製品の製造から販売までに関して定めた法律。2014年薬事法の改正とともに、名称も変更された。

▶ 保険外併用療養費制度について

評価療養 医療技術的なもの 医薬品・医療機器的なもの 保険未収載の医薬品など	**保険導入のための評価を行う** ※頻繁に見直しが行われる
患者申出療養 未承認薬などを 保険外併用療養として使用	
選定療養 特別の療養環境など	**保険導入を前提としないもの**

出典：厚生労働省「保険外併用療養費制度について」を基に作成

▶ 評価療養

・新しい治療法
・新しい医薬品
・新しい医療機器

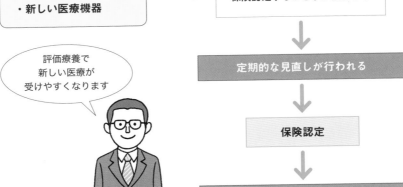

評価を随時行い、将来的に
保険認定するかどうか検討する

評価療養で
新しい医療が
受けやすくなります

定期的な見直しが行われる

保険認定

新しい医療が受けやすくなる

出典：著者作成

人はいくつまで生きられるようになるか

厚生労働省の発表によると、2021年9月1日時点の100歳以上の人の数が8万6510人となったそうです。

100歳以上人口の増加は51年連続。世界有数の長寿国日本ですが、100歳以上の人口は圧倒的に女性が多く、全体の88.4％を占めるそうです。

昭和38年（1963年）時点では、100歳以上の人口は全国で153人。58年で約565倍に増えたことになります。世界的にもこの数十年で100歳を超える人の数は毎年着実に増えているそうで、今や50万人近くにも達しているということです。

フランスのジャンヌ・カルマンさんは、史上最高齢で1997年に122歳で亡くなりました。また2022年4月に119歳で亡くなった田中カ子（かね）さんは、このとき世界最高齢者でした。

以前は、長生きする人には遺伝が関係しているといわれていた時期がありました。しかし、最近の研究では、あまり関係性がないことがわかってきたそうです。

厚生労働省の統計で判明した長寿の人の共通点は、神経質にならず、精神的に明るく、そして規則正しい生活をしていることだったのです。

健康に気をつけるというと、お酒やたばこを控え、ファストフードや西洋的な食事も控える、そして定期的な運動をし、ストレスを極力減らす努力をするといったことを想像しがちですが、長寿の人は特別なことはしていないことが多いらしいです。

お酒やたばこが大好きな人もいますし、お肉が好きで毎日のように食べている人もいます。もちろん、巷では健康と長寿のためのルールというものも存在していますが、決してそれだけではないということです。

つまり、いつもおおらかな気持ちでいることがよいのでしょう。普段の生活の中で無理のない方法を取り入れていくことが、長生きのためには大切だと思います。専門家の意見では、人間の寿命には限界があるとする見解がある一方で、寿命に限界はないとする見方もあります。さらに、今世紀には122歳を抜いて130歳に達する人が出てくるといわれています。

著者紹介

三森 義夫（みもり　よしお）

医療・介護コンサルタントとして30余年の間、経営改善、新規事業戦略の立案に関わり、クリニック・病院・介護施設等の経営改善を手掛ける。医療の国際化のもと、経済産業省が推進する医療ツーリズム事業に参画、日本の優れた医療システムや医療機器の世界への認知、利用拡大に貢献、海外との国際医療交流により、わが国の医療および関連産業の市場拡大を目指す。近年は中東、中国、台湾、ASEAN諸国においてのコンサルティング活動も幅広く行っている。
株式会社アンティエ　代表取締役
会社webサイト：https://www.entier.jp/

■ 装丁　　　　　井上新八
■ 本文デザイン　株式会社エディポック
■ 本文イラスト　浅羽ピピ／イラストAC
■ 担当　　　　　落合祥太朗
■ 編集／DTP　　株式会社エディポック

図解即戦力
病院業界のしくみとビジネスが
これ1冊でしっかりわかる教科書

2023年 1月11日　初版　第1刷発行
2023年11月 7日　初版　第2刷発行

著　者　　三森義夫
発行者　　片岡巖
発行所　　株式会社技術評論社
　　　　　東京都新宿区市谷左内町21-13
　　　　　電話　　03-3513-6150　販売促進部
　　　　　　　　　03-3513-6160　書籍編集部
印刷／製本　株式会社加藤文明社

©2023　三森義夫・株式会社エディポック

ISBN978-4-297-13202-6 C0036　　　　　　Printed in Japan

◆ お問い合わせについて

・ご質問は本書に記載されている内容に関するもののみに限定させていただきます。本書の内容と関係のないご質問には一切お答えできませんので、あらかじめご了承ください。

・電話でのご質問は一切受け付けておりませんので、FAXまたは書面にて下記問い合わせ先までお送りください。また、ご質問の際には書名と該当ページ、返信先を明記してくださいますようお願いいたします。

・お送りいただいたご質問には、できる限り迅速にお答えできるよう努力いたしておりますが、お答えするまでに時間がかかる場合がございます。また、回答の期日をご指定いただいた場合でも、ご希望にお応えできるとは限りませんので、あらかじめご了承ください。

・ご質問の際に記載された個人情報は、ご質問への回答以外の目的には使用しません。また、回答後は速やかに破棄いたします。

◆ お問い合わせ先

〒162-0846
東京都新宿区市谷左内町21-13
株式会社技術評論社　書籍編集部
「図解即戦力
病院業界のしくみとビジネスが
これ1冊でしっかりわかる教科書」係
FAX：03-3513-6167
技術評論社ホームページ
https://book.gihyo.jp/116